健康中国 2030 · 专科护理健康教育系列丛书

# 未病健康教育导论


主　编　周　霞　陈丽珊　周宏珍

副主编　熊　勇　邓红玉　邓瑛瑛　易　松

编　委　（按姓氏汉语拼音排序）

何　薇（南方医科大学南方医院）
洪旭星（南方医科大学南方医院）
胡　磊（南方医科大学南方医院）
旷　丽（南方医科大学第三附属医院）
冷　芬（南方医科大学南方医院）
李　璇（南方医科大学南方医院）
刘　婵（南方医科大学南方医院）
刘　岚（南方医科大学第三附属医院）
吕　微（南方医科大学南方医院）
闵静娴（南方医科大学南方医院）
孙云霞（南方医科大学南方医院）
肖婷婷（南方医科大学南方医院）
张　琪（南方医科大学南方医院）
张建青（南方医科大学南方医院）
张禹念（南方医科大学第三附属医院）



科学出版社

北　京

## 内 容 简 介

本书根据“健康教育与健康促进”的基本理论，结合中医“治未病”理念撰写，重点突出预防，识别与干预健康危险因素。按常见慢性疾病以及种类分章叙述，如呼吸系统、内分泌系统、心血管系统、肿瘤、心理、运动等；重点在于筛查疾病的危险因素、风险评估以及疾病的预防，并对慢性病、高发病、高风险疾病的防治热点问题进行解答，引导学习者树立大健康意识，充分认识未病先防、既病防变、病后防复的核心思想，防患于未然。

2017 年，国家教育部在高校增设“健康管理与促进类”专业，本书适用于预防医学、健康管理与促进专业、医疗护理专业，健康教育、健康体检工作者、健康管理师、营养师等。

**图书在版编目（CIP）数据**

未病健康教育导论 / 周霞，陈丽珊，周宏珍主编，—北京：科学出版社，2018.1

（健康中国 2030・专科护理健康教育系列丛书）

ISBN 978-7-03-055948-7

Ⅰ. ①未… Ⅱ. ①周… ②陈… ③周… Ⅲ. ①中医学–预防医学–健康教育 Ⅳ. ①R211

中国版本图书馆 CIP 数据核字(2016)第 315771 号

责任编辑：张天佐　胡治国 / 责任校对：郭瑞芝

责任印制：赵　博 / 封面设计：陈　敬



科学出版社出版

北京东黄城根北街 16 号

邮政编码：100717

http://www.sciencep.com

北京天宇星印刷厂印刷

科学出版社发行　各地新华书店经销

*

2018 年 1 月第　一　版　　开本：789×1092　1/16

2025 年 3 月第三次印刷　　印张：8 1/4

字数：267 000

**定价：49.80 元**

（如有印装质量问题，我社负责调换）

# 丛书编委会

# 丛书前言

随着社会的进步，生活水平和文化生活的不断提高，人们对疾病护理和健康知识的需求越来越高，给护理工作提出了新的要求。同时，随着医学模式由生物学向生物-心理-社会医学的转变，护理模式也由单纯的疾病护理向以患者为中心的整体护理转变。健康教育则是整体护理中的一个重要环节，护士在健康服务体系中不仅仅是一个照护者、治疗者，而且是健康的维护者、教育者。它要求护士不仅为患者提供适当的治疗和护理，还要针对不同的患者、不同的人群开展相关疾病的健康教育，以提高患者的自控行为能力，减轻或消除患者的心理负担，促进疾病的治疗和康复。不仅有利于提高患者对医护人员的信任感，同时有利于增强患者的自我保健意识，防止疾病的复发，而且对患者在住院期间的不同阶段也会产生不同的促进作用。

目前我国护理队伍普遍存在学历偏低、年轻化、经验不足、资源分配不均等特点，如何帮助这支年轻的护理队伍在短时间内掌握疾病的基础知识及新技术的护理要点，使临床护理人员更加专业、全面地给患者或家属提供专业个性的指导成为当务之急。正是在这样的背景下，科学出版社及时组织临床护理专家出版了“健康中国 2030 · 专科护理健康教育系列丛书”，该系列丛书的出版对于推进我国当前护理工作的开展具有现实意义。第一辑共有 20 个分册，各分册间相互独立又彼此关联，涵盖了内科、外科、妇科、产科、儿科等多个学科。归纳起来，本系列丛书具有以下特色。

1. 内容丰富、涵盖面广。

2. 注重讲解各专科疾病的基本概念、发病病因、临床表现、相关检查、治疗原则、护理要点、预防保健等，对于各专科患者关心的运动、心理、社会、日常保健、调养、康复等相关的健康教育，以及大众所关心的热点问题、难点问题、常见的认识误区、容易混淆的概念做了明确的解答。

3. 全书采用问答形式，便于查阅。

4. 编写队伍由活跃在临床一线的经验丰富的护理业务骨干组成，具有较高水准，对于实际工作的指导性很强。

我们真诚地希望护理同仁们通过阅读本丛书，能提高自己的专业知识和自身素质，在实践中为患者提供优质、安全、贴心的护理。

本系列丛书的编写，我们力求准确全面，但由于水平有限，不足之处在所难免，我们真诚地希望广大读者和护理同仁批评指正，以便我们今后不断修正。

周宏珍

2017 年 6 月

# 前　言

健康是人类社会的永恒追求，健康是一个国家综合国力的重要体现，健康对于一个家庭或者个人来讲就是幸福的基础和保障，构建健康保健体系的重要性越来越凸显出来。我国正逐渐步入老龄化社会，各种慢性疾病发病率呈明显增加趋势，治疗所花费的高额医疗费用给个人和社会带来了沉重的负担，转变现有的医疗卫生服务模式，树立“预防为主，防治结合”的观念，将“治未病”的思想和健康促进理念结合起来，引入医疗卫生服务中来，符合现代医学发展的趋势。

很多人都有过这样的困惑，平时总感觉身体不太舒服，可去医院检查又没什么疾病。这类人可能正处于健康与患病的临界状态，也就是人们常说的“亚健康状态”。这一阶段进行健康教育格外重要。世界卫生组织将健康教育、健康促进列为21世纪人类防控疾病的三大策略之一。健康教育是通过有目的、有计划、有系统的传播卫生保健知识和技术，帮助人们树立正确的健康观念，自愿采纳健康生活行为和生活方式，消除或减少影响健康的危险因素，预防疾病，促进健康，提高生命质量。我国传统医学的“治未病”是以中医理论为指导思想，主要采取预防与治疗手段，维护人类健康，防止疾病发生。治未病包含三种意义：一是防病于未然，强调摄生，预防疾病的发生；二是既病之后防其传变，强调早期诊断和早期治疗，及时控制疾病的发展演变；三是预后防止疾病的复发及治愈后遗症。

实现治未病与健康教育理念的融合，以健康为中心，建立一个针对所有人的长期、连续、周而复始的全方位服务体系，逐步构建中国特色的健康预防保健服务体系，最终达到“未病先防，既病早治，已病防变，病后防复”的目的。建立大健康、大卫生的理念，掌握健康教育、健康促进知识，才能构筑健康防病的“钢铁长城”，实现和谐社会、健康中国梦的辉煌前景。

本书重点突出未病健康教育，以预防为主，主要讲解发生于各专科疾病的风险评估、危险因素、疾病预防（高危因素筛查、生活方式及行为管理、膳食指导等方面展开）以及大众所关心的关于疾病预防的热点问题、常见的认识误区，容易混淆的概念做出解答。由于时间仓促，水平有限，在编写中难免有所疏漏，恳请广大读者谅解和指正。

编　者

# 目　　录


第一章　健康教育基本理论 …… 1
　第一节　健康教育概述 …… 1
　第二节　“治未病”理论 …… 1
　第三节　健康风险评估 …… 2
　第四节　生活方式管理 …… 3
　第五节　膳食干预 …… 3
第二章　心血管系统健康教育 …… 6
　第一节　心血管系统疾病概述 …… 6
　第二节　高血压 …… 7
　第三节　冠心病 …… 10
　第四节　心脏病 …… 12
　第五节　动脉硬化 …… 15
第三章　呼吸系统健康教育 …… 17
　第一节　上呼吸道感染 …… 17
　第二节　支气管炎 …… 18
　第三节　哮喘 …… 19
　第四节　肺炎 …… 21
　第五节　肺结核 …… 23
　第六节　慢性阻塞性肺疾病 …… 26
第四章　代谢系统健康教育 …… 28
　第一节　超重与肥胖 …… 28
　第二节　脂肪肝 …… 33
　第三节　高尿酸血症 …… 37
　第四节　高脂血症 …… 39
　第五节　糖尿病 …… 42
　第六节　甲状腺及甲状腺相关疾病 …… 47
第五章　脊柱四肢系统健康教育 …… 54
　第一节　颈椎病 …… 54
　第二节　腰痛 …… 57
　第三节　关节痛 …… 58
　第四节　痛风性关节炎 …… 59
　第五节　腰椎间盘突出症 …… 61
　第六节　骨量减少 …… 63
　第七节　骨质疏松 …… 64
第六章　五官系统健康教育 …… 67
　第一节　慢性鼻炎 …… 67

第二节　过敏性鼻炎 …… 68
第三节　鼻窦炎 …… 69
第四节　慢性咽炎 …… 71
第五节　慢性喉炎 …… 72
第六节　鼾症 …… 74
第七节　结膜炎 …… 75
第八节　白内障 …… 78
第九节　沙眼 …… 78
**第七章　女性生殖系统健康教育** …… 79
第一节　阴道炎 …… 79
第二节　宫颈疾病 …… 83
第三节　盆腔炎 …… 86
第四节　月经失调 …… 87
第五节　子宫脱垂 …… 89
第六节　子宫内膜异位症 …… 90
**第八章　乳腺系统健康教育** …… 92
第一节　乳腺检查 …… 92
第二节　乳腺增生症 …… 92
第三节　乳腺纤维瘤 …… 93
第四节　乳腺癌 …… 95
**第九章　常见肿瘤健康教育** …… 98
第一节　肿瘤概论 …… 98
第二节　呼吸系统常见肿瘤 …… 101
第三节　神经系统常见肿瘤——脑胶质瘤 …… 102
第四节　消化系统常见肿瘤 …… 103
第五节　泌尿系统常见肿瘤 …… 107
第六节　免疫系统常见肿瘤——淋巴癌 …… 108
第七节　内分泌系统常见肿瘤——甲状腺癌 …… 109
第八节　生殖系统常见肿瘤 …… 109
**第十章　运动健康教育** …… 113
第一节　运动分级 …… 113
第二节　运动方式的类型 …… 113
第三节　运动的健康教育 …… 114
**第十一章　心理健康教育** …… 116
第一节　心理健康标准 …… 116
第二节　心理问题与心理疾病的关系 …… 117
第三节　心理问题的成因和解决 …… 118
**参考文献** …… 121

# 第一章　健康教育基本理论

## 第一节　健康教育概述

### 一、健康教育是什么?

健康教育通过有计划、有组织、有系统的教育活动，使人们自觉地采纳有益于健康行为和生活方式，消除或减轻影响健康的危险因素，预防疾病，促进健康，提高生活质量。

### 二、健康教育的核心任务是什么?

健康教育的核心任务是教育人们树立健康意识、促进人们改变不健康的行为生活方式，养成良好的行为生活方式，降低或消除影响健康的危险因素。

### 三、健康教育的目的是什么?

**1.** 增强人们的健康，使个人和群体实现健康。

**2.** 提高和维护健康。

**3.** 预防非正常死亡、疾病和残疾的发生。

**4.** 改善人际关系，增强自我保健能力，破除迷信，摒弃陋习，养成良好卫生习惯，倡导文明、健康、科学的生活方式。

**5.** 增强健康理念，从而理解、支持和倡导健康政策、健康环境。

### 四、健康四大基石是什么?

健康四大基石：合理膳食、适量运动、戒烟限酒、心理平衡。

## 第二节　“治未病”理论

### 一、什么叫“治未病”？

“不治已病治未病”是早在《黄帝内经》中就提出来的防病养生谋略，是至今为止我国卫生界所遵守的“预防为主”战略的最早思想，它包括未病先防、已病防变、已变防渐等多个方面的内容，这就要求人们不但要治病，而且要防病，不但要防病，而且要注意阻挡病变发生的趋势、并在病变未产生之前就想好能够采用的救急方法，这样才能掌握防控疾病的主动权，达到“治病十全”的“上工之术”。

### 二、“治未病”的基本原则是什么?

**1.** 定期体检，通过体检，及早发现并防止疾病转变。

**2.** 重视疾病，早期发现、早期诊断及早期治疗。

**3.** 掌握规律，先时而治。对于有明显季节性的疾病，常可先时而治，预防为主。

**4.** 三因制宜，各司法度。三因制宜，就是因人、因地、因时制宜。

### 三、“治未病”的必要性是什么?

**1.** 目前医学科学在世界水平上不能解决的问题，科技发展、环境污染对人类造成的健康损害越来越显现，SARS（非典型肺炎）、艾滋病、高血压、高血脂、糖尿病等，预防更比治疗重要，单纯的修补医学已经很不适应今后的医学发展，防护和治疗两手抓才是上策。

**2.** 随着现代社会节奏加快，亚健康人群增多，“欲病”成为普遍存在的客观事实。预防为主的医学理念转变，为中医治未病奠定了良好的社会基础。

**3.** 治未病所体现的医学学术优势，有利于医学优势发挥，应当是医学发展的着力点。

### 四、“治未病”有什么意义？

**1. 为国民的健康护航** 作为健康杀手的多数慢性病，都可以通过“治未病”的种种措施来预防；而对于传染病，通过打断传染必须的三个环节中的任何一个环节，就可以有效地控制其流行，指导人们远离疾病。总之，“治未病”是人类保健养生，防治疾病的最高境界。“治未病”对于全民健康素质的提高，可以发挥重要作用。

**2. 降低医疗费用** “看病难，看病贵”一直是国民非常关心的问题，怎样防止医疗费用日趋高涨，减少医疗保健费用的巨大投资呢？国家采取了这样的策略：逐渐从以治疗疾病为主导向以维护和促进健康为主导转变，卫生工作的基本方针坚持“预防为主”。在人们未病之前采取应对措施而不是病后用药，将会给民众带来更多的健康利益，也将节省更多的医疗费用。

**3. 中医的特色与优势所在** 中医学“以人为本”“天人相应”“形神统一”的健康观念，以及“治未病”的主导思想和养生保健方法能够更好地适应这种健康需求的转变。

**4. 中西医学对话和交流的平台** 当前医学模式从生物医学转变为“生物—心理—社会”相结合的新医学模式，这样一来，把影响人的健康的诸要素均纳入其范畴，从全方位、多视角、立体化进行医学研究，这和中医重视整体，强调“治未病”，相辅相成了。

## 第三节 健康风险评估

### 一、什么叫健康风险评估？

健康风险评估（health risk appraisal，HRA），也称为健康危险因素评估，是一种以广大基础的流行病学数据与个人数据比较，以推测个人患病或死亡风险的运算过程。

### 二、健康危险因素指什么？

所谓危险因素是指一些环境、行为或生物学方面的被证实能增加疾病发病概率的因素。

### 三、健康危险因素的种类有哪些？

导致人类疾病和死亡的危险因素种类有很多，目前国际上通常将危险因素概括为环境危险因素、行为危险因素、生物遗传危险因素和医疗卫生服务过程中的危险因素 4 大类。

### 四、我国居民存在的主要健康危险因素有哪些？

近十年来，我们居民的冠心病、脑卒中、恶性肿瘤和糖尿病等慢性病一直呈上升趋势。中国居民慢性病的主要危险因素有不健康的饮食（能量、脂肪和食盐的过度摄入）、身体活动不足、长期的精神紧张和心理压力，以及大量吸烟、过量饮酒。

### 五、健康危险因素的信息采集方法有哪些？

健康危险因素的相关信息主要来源于三个方面：健康体检信息、健康问卷信息、健康档案信息。

### 六、健康危险因素干预概述

健康危险因素干预是指应用临床医学、预防医学、行为医学、心理学、营养学和其他健康相关学科的理论和方法对个体和群体的健康危险因素进行控制和干预，预防疾病、促进健康，是在了解管理对象健康状况，并进行健康及基本风险评估的基础上，以多种形式来帮助和指导管理对象采取行动以纠正不良的生活方式和习惯，控制健康危险因素，实现健康管理目标。

### 七、健康危险因素干预方法有哪些？

健康危险因素干预是个体化的，进行有针对性的指导，设定专项目标，并动态追踪干预效果。其方法：膳食干预方法、身体活动干预方法、心理干预方法、促进健康生活方式。

## 第四节　生活方式管理

### 一、生活方式管理是什么？

生活方式管理是指以个人或自我为核心的卫生保健活动。通过健康促进技术，如行为纠正和健康教育，来保护人们远离不良行为，减少危险因素对健康的损害，预防疾病，改善健康。

### 二、什么是生活方式疾病？

与慢性病的行为生活方式/行为危险因素密切相联系的相关疾病，称为生活方式疾病。卫生和计划生育委员会《慢性非传染性疾病预防医学诊疗规范（试行）》将高血压、糖尿病、肥胖、血脂异常等通过改变不良生活方式能预防和控制的疾病作为生活方式疾病的重点。

### 三、什么是行为危险因素？

行为危险因素是指由于自身行为生活方式而产生的健康危险因素，预防医学亦将其称为自创性危险因素。

### 四、生活方式/行为方式评估方法有哪些？

生活方式评估主要从以下四个方面来考虑：①行为习惯：包括吸烟、饮酒及睡眠等因素；②体力活动，主要指标包括体力活动强度、持续时间、频率；③膳食习惯与摄入量；④心理与精神压力，目前国外采用的精神压力评估以自报法为主，包括应激源评价、心理反应性评价和认知评价。

## 第五节　膳　食　干　预

### 一、什么是膳食评估？

通过各种不同方法对膳食摄入量进行评估，从而了解在一定时期内个人或人群膳食摄入状况以及人们的膳食结构、饮食习惯，借此来评定营养需要得到满足的程度。

### 二、膳食评估有哪些方法？

通常采用的膳食调查方法有称重法、记账法、化学分析法、询问法、食物频数法等；体格测量；实验室检测；临床检查等。

### 三、膳食评估后如何进行干预？

为使个体的营养素摄入量接近其推荐摄入量或适宜摄入量，可设定适宜的营养素摄入目标和制订食物消费计划。考虑已建立 DRIs（膳食营养素参考摄入量）的所有营养素，设定各营养素摄入目标；同时依据膳食指南制订合适的膳食计划。

### 四、2016 版《中国居民膳食指南》的主要内容有哪些？

①食物多样，谷类为主；②吃动平衡，健康体重；③多吃蔬果、奶类、大豆；④适量吃鱼、禽、蛋、瘦肉；⑤少盐少油，控糖限酒；⑥杜绝浪费，兴新食尚。

### 五、如何做到合理膳食？

在健康成年人的前提下，可依据《中国居民膳食指南》中对各类食物的推荐来调节个人的每日膳食，达到合理膳食的目的。

**1.** 每天摄入谷薯类食物 250～400g，其中全谷物和杂豆类 50～150g，薯类 50～100g。

**2.** 餐餐有蔬菜，保证每天摄入 300～500g 蔬菜，深色蔬菜应占 1/2。

**3.** 天天吃水果，保证每天摄入200～350g新鲜水果。

**4.** 每周吃鱼280～525g，畜禽肉280～525g，蛋类280～350g，平均每天摄入总量120～200g。

**5.** 每天食盐不超过6g，每天烹调油25～30g。

**6.** 控制添加糖的摄入量，每天摄入不超过50g，最好控制在25g以下。

**7.** 每天7～8杯水（1500～1700ml），提倡饮用白开水和茶水。

**8.** 男性一天饮用酒的乙醇量不超过25g，女性不超过15g。

## 六、人体必需的营养素和食物成分有哪些？

目前已证实人体必需的营养素多达40余种，包括蛋白质、脂类、碳水化合物、各种矿物元素、维生素、水、膳食纤维及各种植物化学物。这些营养素必须通过食物摄入来满足人体需要。

## 七、常吃精细米面会出现哪些问题？

谷物最外层谷皮由纤维素和半纤维素组成，其中还含有矿物质；糊粉层含蛋白质和B族维生素；谷胚含丰富B族维生素和维生素E，还含有脂肪、蛋白质、碳水化合物和矿物质；胚乳主要成分是淀粉和少量蛋白质。因此精米面会大量损失B族维生素和矿物质。

## 八、减肥是否可以少吃主食？

肥胖的真正原因是能量过剩。脂肪比碳水化合物更容易造成能量过剩。同等质量的脂肪约是碳水化合物提供能量的2.2倍，此外富含脂肪的食物口感好，能刺激食欲，使人容易摄入更多能量。因此，进食富含碳水化合物的食物，如米面制品，不容易造成能量过剩使人发胖。

## 九、什么是营养强化食品？

就是在食物加工过程中人为地加入一些人体必需的，但是日常膳食中又易缺乏的营养素，以保证人体的营养需要。我国从20世纪90年代起就实行了食盐加碘的强化。目前正在启动的食物强化方案有：大米、面粉中强化维生素$B_1$、维生素$B_2$、烟酸、叶酸、钙、铁，食用油中强化维生素A，酱油中强化铁等。

## 十、怎样看待营养素补充剂？

营养素补充剂是指由一种或多种必需的微量营养素组成的产品，如维生素和矿物质。主要特点是不以食物为载体，虽以胶囊、片剂或口服液等剂型出现，但它不是药物，不宜当作药物治疗疾病。健康人应主要通过合理膳食满足机体营养需要。对于通过膳食仍不能满足其营养需要的人，可根据自身的生理特点和营养需要来选择适当的营养素补充剂。

## 十一、如何选择蔬菜？

蔬菜品种多，不同蔬菜营养价值差别大，只有选择不同品种的蔬菜合理搭配才有利于健康。建议每天摄入多种蔬菜（300～500g）。首先，鼓励选择新鲜和应季蔬菜，以免存储时间过长，造成一些营养物质流失。另外，在条件允许的情况下，尽可能选择多种蔬菜食用。鉴于深色蔬菜的营养优势，应特别注意摄入深色蔬菜，使其占到蔬菜总摄入量的一半，还要注意增加十字花科蔬菜、菌藻类食物的摄入。腌菜和酱菜含盐高，维生素损失大，应少吃。吃马铃薯、芋头、莲藕、山药等含淀粉较多的蔬菜时，要适当减少主食。以避免能量摄入过多。

## 十二、怎样合理烹调蔬菜？

加热烹调可降低蔬菜的营养价值，西红柿、黄瓜、生菜等可生吃的蔬菜应在洗净后食用，烹调蔬菜的正确方法是：先洗后切，急火快炒，开汤下菜，炒好即食。

## 十三、蔬菜与水果是否可以相互替换？

尽管蔬菜和水果在营养成分和健康效应方面有很多相似之处，但它们毕竟是两类不同的食物，其营养价值各有特点。一般来说，蔬菜品种远远多于水果，而且蔬菜的维生素、矿物质、膳食纤维和植物化学物的含量高于水果，故水果不能代替蔬菜。在膳食中，水果可补充蔬菜摄入的不足。水果中的有机酸和芳香物质比新鲜蔬菜多，且水果食用前不用加热，其营养成分不受烹调因素的影响，故蔬菜不能代替水果。

## 十四、常吃蔬菜、水果有哪些作用？

①利于癌症的预防；②利于心血管疾病的预防；③利于 2 型糖尿病的预防；④利于控制体重；⑤有助于便秘的防治。

## 十五、为什么我国居民要增加饮奶量？

目前我国居民膳食钙的主要来源是蔬菜和谷薯类食物，奶类及其制品提供的钙不到 7%；考虑到我国居民膳食钙的摄入量远远低于推荐摄入量，而且农村儿童、青少年优质蛋白的摄入比例偏低，因此，大力提倡饮奶是改善我国居民营养健康状况的重要举措之一。建议每人每天饮奶 300g。

## 十六、如何选择动物性食品？

鱼、禽、蛋、肉是一类营养价值很高的食物，其中每类食物所含的营养成分都有各自特点，因此需合理选择，充分利用。①鱼、禽类与畜肉比较，脂肪含量相对低，不饱和脂肪酸含量较高，特别是鱼类，对预防血脂异常和心脑血管疾病等具有重要作用，因此宜作为首选食物。②猪肉的脂肪含量较高，饱和脂肪酸较多，不利于心脑血管病、超重、肥胖等疾病的预防，应降低摄入比例，瘦肉中脂肪含量相对低，提倡吃瘦肉。③蛋类中维生素和矿物质含量丰富，且种类较齐全，所含卵磷脂具有降低血胆固醇的作用。但蛋黄中胆固醇含量较高，不宜过多食用，正常成人每日可吃一个蛋。④动物肝脏中脂溶性维生素、B 族维生素和微量元素含量丰富，适量食用可改善我国居民维生素 A、维生素 $B_2$ 等营养欠佳的状况。但脑、肾、大肠等含有大量胆固醇和饱和脂肪酸，大量食用有升高血脂的危险。

## 十七、如何合理分配三餐的时间和食物量？

考虑日常生活习惯和消化系统生理特点，一日三餐的时间应相对规律。一般情况下，早餐安排在 6：30～8：30，午餐 11：30～13：30，晚餐 18：00～20：00 进行为宜。三餐应定时定量，不宜饥一顿饱一顿。通常以能量作为分配一日三餐进食量的标准。一般情况下，早餐提供的能量应占全天总能量的 25%～30%，午餐占 30%～40%，晚餐占 30%～40%为宜。应根据职业、劳动强度和生活习惯进行适当调整。各类食物的使用量可根据能量需要进行调整。

## 十八、如何合理选择零食？

合理选择零食应遵循以下原则：①根据个人的身体情况及正餐的摄入情况选择适合零食，如能量摄入不足，可选择富含能量的零食加以补充；对于需要控制能量摄入的人，含糖或含脂肪较多的食品应尽量少吃；如果三餐蔬菜、水果摄入不足，应选择蔬菜、水果作为零食。②一般来说，应选择营养价值高的零食，如水果、奶制品、坚果等，所提供的营养素，可作为正餐之外的一种补充。③应选择合适的时间。两餐之间可适当吃些零食，以不影响正餐食欲为宜。晚餐后 2～3 小时也可吃些零食，但睡前半小时不宜再进食。④零食的量不宜太多，以免影响正餐的食欲和食量；在同类食物中可选择能量较低的，以免摄入的能量过多。

## 十九、哪些措施能降低食物污染？

①挑选：剔除变质食物。②清洗：浸泡水洗是清除蔬菜水果污物、微生物的基本方法，对去除残留农药也有一定效果，做法是先清洗后浸泡，浸泡时间不低于 10 分钟，然后再用水冲洗一次。③消毒：是减少食物表面微生物污染的有效办法，特别适用于生吃的水果和蔬菜。方法是先清洗食物，再在消毒剂中浸泡 10～15 分钟，然后再用清水冲洗几遍。

# 第二章　心血管系统健康教育

## 第一节　心血管系统疾病概述

### 一、什么是心血管疾病?

心血管疾病，又称为循环系统疾病，是心脏和血管疾患引起的疾病，包括冠心病（心脏病发作）、脑血管疾病（卒中）、血压升高（高血压）、周围动脉血管疾病、风湿性心脏病、先天性心脏病和心力衰竭。心血管病的主要病因是使用烟草、缺乏身体活动和不健康的饮食。

### 二、心血管病危险因素有哪些?

心血管病有许多共同的危险因素。已知心血管病危险因素有近 300 种，但最重要的有十几种。目前公认的传统危险因素包括：年龄、性别、种族、家族史、高胆固醇血症、吸烟、糖尿病、高血压、腹型肥胖、缺乏运动、饮食缺少蔬菜水果、精神紧张。除年龄、性别、家族史和种族不可改变，其他 8 种传统危险因素均是可以改变，可以预防的。

### 三、心血管疾病有哪些? 有什么危害?

心血管疾病是指心脏及血管病变而引起的一系列疾病，包括心脏病、冠心病、心肌梗死、高血压、高脂血症等。心血管疾病发病率高、致残率高、死亡率高、复发率高、并发症多，对健康危害极为严重，如冠心病导致的猝死，血栓导致的卒中、猝死。心血管疾病发展到后期，由于心脏长期泵血不良，全身器官都可能淤血、缺氧而遭到不同程度的损害。肺部淤血造成易发肺部感染，肝脏长期淤血缺氧可出现肝硬化，高血压造成肾衰竭，这些又反过来加重心血管疾病病情。心血管疾病合并高血压、糖尿病等疾病，对身体的危害更多。

### 四、如何预防心血管疾病?

**1.** 积极控制心血管疾病的危险因素，经常检查。经常性参加医学检验，将疾病尽早控制。若发现有高血压、糖尿病、高脂血症，应该积极控制血压、血糖和血脂。只有从源头上抓起才能减少高血压、糖尿病、高脂血症并发心脑血管疾病的概率。

**2.** 戒烟、戒酒。香烟中含有尼古丁、一氧化碳与焦油，长期吸烟会造成血管收缩、增加血液黏度及血小板黏性，同时降低机体溶解血栓能力与血红素的携氧能力，因此易产生心血管缺血与梗死，抽烟时间越长心血管疾病发生率越高，发生心血管疾病的死亡率也显著升高，应做到戒烟限酒。

**3.** 合理膳食，以素为主。高脂肪、高胆固醇食入过多是心血管疾病重要发病原因之一，摄入过量脂肪会在心血管壁内沉积，形成粥样斑块，逐渐加重便会出现心血管疾病，所以以素为主的合理膳食是保持身心健康的必备条件之一。

**4.** 规律的体育锻炼有益于延长寿命，降低心血管疾病发病率和死亡的危险性。适量的体力活动对心血管的有益作用，主要通过增加心脑血流量、改善微循环，降低升高的血压，增强胰岛素的敏感性、改善糖代谢，减轻血脂异常、减轻体重和减少体内脂肪等实现；此外，经常参加体力活动还可提高机体对突然缺血缺氧的耐受能力。

**5.** 注意身体的保暖与气温的变化。气温下降时，血管会跟着收缩，尤其冬天的气温变化大，血管一经收缩会形成血栓，造成血管阻塞，引发危险。

**6.** 以健康的心态处理生活和工作中的矛盾。因急躁会使心率加快，血压升高，容易并发脑血管意外和心肌梗死。冠心病、高血脂患者尤其要放宽胸怀，不要让情绪起伏太大。构建和谐社会、创造良好的心理环境、培养个人健康的社会心理状态，纠正和治疗病态心理。

# 第二节 高 血 压

## 一、什么是高血压?

高血压是指在未使用降压药物的情况下，非同日三次测量血压，收缩压≥140 mmHg和（或）舒张压≥90 mmHg。收缩压≥140 mmHg和舒张压＜90 mmHg为单纯性收缩期高血压。患者既往有高血压史，目前正在使用降压药物，血压虽然低于140/90 mmHg，也诊断为高血压。高血压有原发性和继发性两种。原发性高血压多发生在中年以上的人，以脑力劳动者居多；继发性高血压是其他疾病的一种症状，如肾脏、脑、血管及内分泌疾病可引起血压升高。根据血压升高水平，又进一步将高血压分为1级、2级和3级。

## 二、我国人群高血压患病率是多少?

新近发表的《中国心血管病报告2015》显示：我国18岁以上成人高血压患病率为25.2%，估计目前我国约有2.7 亿高血压患者。

## 三、高血压有哪些危险因素?

**1. 年龄** 发病率有随年龄增长而增高的趋势，40岁以上者发病率高。

**2. 食盐** 摄入食盐多者，高血压发病率高，有认为食盐＜2g/日，几乎不发生高血压；3～4g/日，高血压发病率3%；4～15g/日，发病率33.15%；＞20g/日，发病率30%。

**3. 体重** 肥胖者发病率高。

**4. 遗传** 大约半数高血压患者有家族史。

**5. 环境与职业** 有噪声的工作环境，过度紧张的脑力劳动均易发生高血压，城市中的高血压发病率高于农村。

## 四、高血压主要有哪些表现?

高血压早期可能无症状或症状不明显，常见有头晕、头痛、颈项板紧、疲劳、心悸等；仅仅会在劳累、精神紧张、情绪波动后发生血压升高，并在休息后恢复正常。随着病程延长，血压出现明显的持续升高，逐渐会出现各种症状，此时被称为缓进型高血压病。缓进型高血压病常见的临床症状有头痛、头晕、注意力不集中、记忆力减退、肢体麻木、夜尿增多、心悸、胸闷、乏力等。高血压的症状与血压水平有一定关联，多数症状在紧张或劳累后可加重，清晨活动后血压可迅速升高，出现清晨高血压，导致心脑血管事件多发生在清晨。

当血压突然升高到一定程度时甚至会出现剧烈头痛、呕吐、心悸、眩晕等症状，严重时会发生神志不清、抽搐，这就属于急进型高血压和高血压危重症，多会在短期内发生严重的心、脑、肾等器官的损害和病变，如卒中、心肌梗死、肾衰竭等。症状与血压升高的水平并无一致的关系。

继发性高血压的临床表现主要是有关原发病的症状和体征，高血压仅是其症状之一。继发性高血压患者的血压升高可具有其自身特点，如主动脉缩窄所致的高血压可仅限于上肢；嗜铬细胞瘤引起的血压增高呈阵发性。

## 五、高血压的严重危害是什么?

高血压是最常见的慢性非传染性疾病，也是心血管病最重要的危险因素。高血压主要并发症为脑卒中、心肌梗死、心力衰竭及慢性肾脏病等，不仅致残、致死率高，而且严重消耗医疗和社会资源，给家庭和国家造成沉重负担。全世界每五个成人中就有一例高血压，这种病症所导致的死亡人数约占所有脑卒中患者和心脏病死亡人数的一半。全球每年由高血压并发症导致的死亡为940万例。

## 六、生活中有哪些人容易患高血压病?

**1.** 肥胖者容易患高血压：人体肥胖主要由于全身皮下脂肪增多使体重增加，血容量也增加，使心脏负担加大和血管阻力增加，故易发生高血压。

**2.** 喜欢吃咸的人容易得高血压：食盐含有钠，吃盐多，摄入的钠就多，钠把身体内的水分牵制住，使血的容量增大，从而造成高血压。

**3.** 饮酒多的人容易得高血压：喝白酒每天超过 2 两，久而久之造成酒精在体内损害动脉血管使动脉硬化，血压升高，如果同时又吸烟则加重血压的升高。

**4.** 精神长期紧张和性子急的人容易得高血压：长期给不良刺激，如精神紧张、情绪激动、焦虑过度、噪声等，加上体内生理调节不平衡，大脑皮质高级神经功能失调，容易发生高血压。瘦人虽不像胖人血容量大，但还可因其他因素造成高血压。瘦人万万不可忽视自己的血压。

**5.** 高血压遗传因素约占 30%。有高血压家族史的人，又有不良嗜好和不良的刺激，常容易发生高血压。但如果养成良好的生活习惯，如少吃盐、不吸烟、不饮酒、不肥胖，同样可以不得高血压。

**6.** 随着年龄增加，血管弹性差，小动脉阻力增加，因而血压随之增高。持久的高血压会使动脉壁损伤和变化，进而加重动脉硬化，二者互为因果关系，故老年人容易发生高血压。

## 七、青少年也会得高血压吗？

幼儿患高血压较少见，且多是由其他疾病如肾炎等引起的继发性高血压。从八岁以后，少年儿童的原发性高血压发病率慢慢增高。在青春期，下丘脑垂体及肾上腺、性腺的功能逐渐增强，神经内分泌系统产生互大变化，很容易因自主神经调节障碍而产生短时期的一过性血压增高。当自主神经调节功能逐渐稳定时，血压就恢复正常。总的说来，青年人患高血压比成年人少得多，发病率大约为 1%。因此，在青少年时期最重要的是预防高血压的产生。应从小养成好的生活习惯，合理安排生活和学习，要有足够的睡眠，饮食不要过咸，不要吸烟，不要饮烈性酒，并要有适当的户外活动及体育锻炼，少吃富含胆固醇的食品，使自己身体不要超重。有条件的地方最好每年测量 1～2 次血压，如发现高血压应进行复测，并请医师查明是原发性还是继发性。高血压应及时进行治疗。发现了高血压，如能早期治疗，效果是良好的，否则病情会继续发展，影响学习、工作和生活。

## 八、如何有效预防高血压疾病？

高血压是可以预防和控制的疾病。高血压防治要采取面对全人群、高血压易患（高危）人群和高血压患者人群的综合的防治策略，一级预防、二级预防与三级预防相结合的综合一体化的干预措施。

**1. 全人群防治策略** 针对全人群开展多种形式的高血压防治宣传和教育；提倡健康生活方式，特别是强调减少食盐的摄入和控制体重，促进高血压的早期检出。

**2. 高血压易患人群防治策略** 健康体检，早期发现心血管危险因素；进行随访管理和生活方式指导，控制危险因素的水平。

**3. 高血压患者的管理** 包括高血压的早诊早治，规范管理和监测。

每个人都能通过 6 项具体措施，把罹患高血压并导致相应不良后果的概率降到最低：

**1.** 注重健康饮食：促进健康的生活方式，重点是婴儿和青年人的营养要适当；将盐的摄入量降至每日 5 克以下（略少于一汤匙）；每天吃 5 份水果和蔬菜；降低饱和脂肪和总脂肪摄入量。

**2.** 避免有害使用酒精，例如将酒精的摄入量限制在每天不超过一标准酒精单位。

**3.** 进行身体活动：定期进行身体活动，鼓励儿童和青年人进行身体活动（每天至少半小时）。

**4.** 保持正常体重：每减轻 5 千克多余体重可使收缩压下降 2～10 个点。

**5.** 停止使用烟草和接触烟草制品。

**6.** 以健康的方式处理压力，如可进行默想、适当的体育锻炼和积极的社交活动等。

## 九、为什么血压升高很危险？

血压越高，心脏及大脑、肾脏等主要器官的血管受到损害的风险就越大。世界范围内，高血压是心脏病和卒中首要的可预防因素。如果不加控制，高血压可导致心脏病发作、心脏扩大并至心力衰竭。血管可能出现膨胀突起（动脉瘤）和薄弱点，并在这些地方更易发生阻塞或破裂。血管中的压力可以迫使血液渗出、进入脑部并引发卒中。高血压还能导致肾衰竭、循环衰竭和认知障碍。

## 十、高血压能否完全根治？

临床和流行病学研究都证实，对高血压进行有效的降压治疗，能减少和降低死亡率，防止和减少心脑血管并发症的发生。然而，虽然将血压控制在满意水平不困难，但目前医学界仍认为高血压是终生性疾病，目前的医学对于这种疾病没有根治的确切办法，根治本病的希望将寄托在未来对人类基因研究的成果上。

## 十一、高血压是不治之症吗？

高血压不是不治之症。目前医学已经对这种疾病有了很深的了解，高血压只是一种慢性病。只要充分降压，长期让血压保持在正常范围，高血压的危害就能控制。也就是说，现在有许多的非药物和药物方法来控制血压、预防高血压引起的并发症。高血压患者完全可能通过自身调节（生活调节和非药物方法）和药物治疗达到血压正常和维护健康的目的。所以我们也常常看到有些高血压患者已经八九十高龄了。其实，很多疾病都是不可治愈的，但是可以通过正确的合理用药控制病情，让生活质量更好。

## 十二、高血压会遗传吗？

答案是肯定的。但由于高血压的发病机制非常复杂，并非如一些单基因遗传病那样清晰。大量临床资料显示，高血压与遗传因素密切相关。父母均有高血压的家庭，其子女高血压发病率高达40%～60%，父母一方患有高血压，子女高血压发病率大约为30%；父母血压正常，子女高血压发病率仅为3%～5%。在研究中发现一个家庭中有一人发现高血压，则提示今后将有一半以上的兄弟姐妹会出现高血压。影响血压的基因已发现有十余个，目前的研究提示高血压为多基因遗传。目前认为，高血压的发生是在遗传背景下，由多种因素的作用导致的结果。如果将高血压比作一棵恶树，遗传因素就是种子，吸烟、饮酒、多盐饮食等就像浇水、施肥、除草一样为这棵树的生长提供土壤和养分。高血压基因与生俱来，我们无法改变，但我们能改变的是后天的环境，如合理运动、合理饮食是可以降低高血压发病的风险的。

## 十三、高血压可以没有症状吗？

患者可能平时身体看起来一点问题也没有，不头晕、不头痛，一直以为自己很健康，但是在某一个时间，高血压可能突然无声无息地袭击了你，这就是“无症状高血压”最常见的情况。高血压患者中有很多是没有症状的，在临床约占一半的比例。这种类型的血压呈阶梯状缓慢上升，由轻度到中度再到重度，患者能够对这种缓慢升高的血压逐步适应，所以即使血压已很高，也可能无任何症状和不适，像正常人一样，造成诊断治疗不及时，往往比有症状高血压更加危险。

## 十四、高血压患者药物治疗需要注意哪些问题？

**1.** 不要随意更换药物和随意调整药物剂量，更不要停药。

**2.** 用药前要了解药物副作用。

**3.** 血压要控制在140/90mmHg以下，糖尿病患者控制在130/85mmHg以下。

**4.** 定期监测高血压靶器官的形态功能情况。高血压本身不可怕，高血压的并发症才可怕。

**5.** 不要看广告吃药。电视、报纸广告等刊登的治疗高血压的广告存在夸大其词的成分，患者应该具有甄别能力。

**6.** 监测血压。知己知彼，监测血压，才能知道药物效果如何，血压控制是否满意，是否有必要增添药物等。

## 第三节 冠 心 病

### 一、什么是冠心病?

冠状动脉粥样硬化性心脏病简称冠心病，又称缺血性心脏病，是一种最常见的心脏病，是指因冠状动脉狭窄、供血不足而引起的心肌功能障碍和（或）器质性病变，使血流受阻，导致心脏缺血，产生心绞痛。

### 二、冠心病有哪些危险因素?

冠心病的主要病因是冠状动脉粥样硬化，但动脉粥样硬化的原因尚不完全清楚，目前认为本病发生的危险因素有：年龄和性别（45 岁以上的男性，55 岁以上或绝经后的女性），家族史（父兄在 55 岁以前，母亲姐妹在 65 岁前死于心脏病），血脂异常[低密度脂蛋白胆固醇（LDL-C）过高，高密度脂蛋白胆固醇（HDL-C）过低]，高血压，糖尿病，吸烟，超重，肥胖，痛风，不运动等。

### 三、冠心病有什么表现? 严重危害是什么?

冠心病最常见的是心绞痛型，最严重的是心肌梗死和猝死。

**1.** 心绞痛表现为以下几点。

（1）胸部压迫窒息感、闷胀感、剧烈的烧灼样疼痛，一般疼痛持续 1～5 分钟，偶有长达 15 分钟，可自行缓解。

（2）疼痛常放射至左肩、左臂前内侧直至小指与无名指。

（3）疼痛在心脏负担加重（如体力活动增加、过度的精神刺激和受寒）时出现，在休息或舌下含服硝酸甘油数分钟后即可消失。

（4）疼痛发作时，可伴有（也可不伴有）虚脱、出汗、呼吸短促、忧虑、心悸、恶心或头晕症状。

**2.** 心肌梗死的表现为以下几点。

（1）突发时胸骨后或心前区剧痛，向左肩、左臂或他处放射，且疼痛持续半小时以上，经休息和含服硝酸甘油不能缓解。

（2）呼吸短促、头晕、恶心、多汗、脉搏细微。

（3）皮肤湿冷、灰白、重病病容。

（4）大约十分之一的患者的唯一表现是晕厥或休克。

冠心病的危害很大，症状开始表现为胸腔中央发生一种压榨性的疼痛，而后会逐渐蔓延至颈、颌、手臂、后背及胃部，常伴有眩晕、气促、出汗、寒战、恶心及昏厥等症状，严重者可能发生心绞痛，甚至心肌梗死。冠心病的危害除了可以发生心绞痛和心肌梗死以外，还可以因为心肌缺血导致各种心律失常及心脏扩大和心力衰竭。最严重的心律失常是心室颤动，临床上表现为突然死亡（医学上称之为猝死）。心绞痛、心肌梗死、心律失常、心脏扩大和心力衰竭可以互为因果而同时存在。猝死是冠心病死亡的主要形式。

### 四、如何有效预防冠心病?

预防冠心病首先要从生活方式和饮食做起，主要目的是控制血压、血脂、血糖等，降低心脑血管疾病复发的风险。

**1.** 起居有常。早睡早起，避免熬夜工作，临睡前不看紧张、恐怖的小说和电视。

**2.** 身心愉快。忌暴怒、惊恐、情绪激动。

**3.** 控制饮食。饮食宜清淡，易消化，少食油腻、脂肪、糖类。要用足够的蔬菜和水果，少食多餐，晚餐量少，不宜喝浓茶、咖啡。

**4.** 戒烟少酒。吸烟是造成心肌梗死、卒中的重要因素，应绝对戒烟。少量饮啤酒、黄酒、葡萄酒等低度酒可促进血脉流通，气血调和，但不能喝烈性酒。

**5.** 劳逸结合。避免过重体力劳动或突然用力，饱餐后不宜运动。

**6.** 体育锻炼。运动应根据各人自身的身体条件、兴趣爱好选择，如打太极拳、乒乓球、健身操等。要量力而行，使全身气血流通，减轻心脏负担。

## 五、冠心病的膳食指导具体有哪些?

**1.** 控制脂肪和胆固醇，膳食以清淡为主，控制高脂肪、高胆固醇类食物的摄入，如动物内脏，肥肉等。胆固醇摄入量应控制在300mg/日下。年龄超过40岁的人，即使血液胆固醇不高，也应少食用动物脂肪及胆固醇较高的食物。

**2.** 限制脂肪量，尽量以豆油、菜籽油、芝麻油，玉米油、葵花籽油等为烹调用油。不过植物油也不宜过多，过多的植物油也能产生肥胖，对患者不利。蛋白质的使用量应适宜，应适当增加植物蛋白质。其相宜比例为蛋白质占总热量的12%左右。

**3.** 采用复合碳水化合物，控制单糖和双糖的摄入。碳水化合物的主要来源应以淀粉类食物为主，尽量少吃纯糖类食物及其制品。

**4.** 低盐，食盐主要成分是钠和氯。其中的钠离子可导致人体内的水分潴留，从而增加血容量，导致血压升高，进而加重心脏负担，因此，冠心病患者要坚持膳食清淡的准则，一般每日食盐的摄入量应控制在3～5g及以下。榨菜咸菜、酱豆腐等过咸的食物应以少吃、不吃为佳。碱性食物如松花蛋也不宜吃，因碱性食物也含有钠。

**5.** 多食含维生素、微量元素和膳食纤维的食物。如维生素C的功能之一是增加血管韧性，减少脆性，防预血管出血。维生素C含量丰富的食物主要是新鲜的蔬菜和水果。特别是酸性水果的含量最为丰富。微量元素钾对心血管有保护作用，患者可多吃些含钾丰富的蔬菜，有利于保护心血管。微量元素碘对降低血清胆固醇和减少胆固醇在动脉壁浸润沉着有重要作用，它还能降低钙盐在血管壁上的沉积作用，阻碍动脉粥样硬化病变的产生，有利于冠心病的防治。膳食纤维能促进胆固醇从体内较快地排出，因此患者应多食粗粮及豆类食物，以增加膳食纤维摄入量。

## 六、心绞痛发作应怎样做?

停止活动并休息直至疼痛消失。医生可能会给患者开一种舌下含服的药片或喷剂，帮助缓解症状。遵照医嘱使用。假如这样处理后不见好转，叫救护车到就近医院的急诊就诊。假如附近没有医院或卫生保健中心，应立即联系医生。

## 七、冠心病发作时应该怎样做?

许多冠心病突发的患者死于到达医院前。因此必须迅速采取行动，分秒必争。溶解血栓的治疗可恢复心脏供血。假如能在发病后1小时之内得到治疗则效果最佳。越早开始治疗，对心肌的损害越小。如果附近有医院，应马上让人叫救护车或送患者去急诊。假如附近没有医院或卫生保健中心，应立即联系医生。

## 八、怎样避免冠心病发作再次发生?

曾经有过冠心病发作事件的患者再次发生冠心病的危险性很高，而且会更严重，更易发生急性心力衰竭等并发症。为了减少今后再发的机会，患者必须遵照医嘱，采取健康的生活方式；积极配合医生实施康复计划；遵照医嘱规律服药。大多数患者需要长期接受药物治疗。

## 九、冠心病患者外出旅游时应该注意什么?

**1.** 旅游时间应选择在气候温暖适宜的时候，不应是酷夏炎热或是冬季严寒的天气。

**2.** 最好选乘火车，因为火车受气压影响较小，对冠心病有利。

**3.** 外出旅游时，一定要有家属随身陪护。

**4.** 注意防寒保暖，预防感冒，避免过度疲劳，保证充足睡眠。

**5.** 注意饮食问题，以免因饮食不洁或过饥、过饱而诱发冠心病。

**6.** 旅游应以游览观光为主，不应参加爬山、游泳等活动量相对较大的项目。

**7.** 随身携带治疗冠心病的药物，尤其是救急药，如硝酸甘油等。

**8.** 旅游途中，必须按时服药。

# 第四节 心 脏 病

## 一、什么是心脏病？

心脏病（heart disease）是心脏疾病的总称，包括风湿性心脏病、先天性心脏病、高血压性心脏病、冠心病、心肌炎等各种心脏病。

## 二、引起心脏病的危险因素有哪些？

**1.** 胆固醇过高，患心脏疾病的机会比普通人多三倍，因为体内过多的胆固醇会积聚在血管内，使血管日渐狭窄，妨碍血液流通。

**2.** 吸烟人士比普通人的机会多两倍半，原因是香烟中的尼古丁或烟草化学物质会损害心脏血管，若血管出现裂痕，胆固醇便会积聚起来。

**3.** 血压高的人比血压正常的人的机会多两倍半，血压高会使到血管收缩。

**4.** 糖尿病女性患者有心脏病的机会比非糖尿病女性多一倍；男性多百分之五十。

**5.** 过分肥胖，因为肥胖引致血压高、血脂过高、糖尿病，而这些疾病又会诱发心脏病。

**6.** 生活紧张，神经紧张造成心律失常，内分泌失调，影响心搏功能，刺激心脏病的发生，心脏每天平均跳十万次，泵送二千加仑的血液来回体内。

## 三、心脏病有哪些表现？有什么危害？

**1.** 心脏病主要表现有：

（1）耳鸣：研究发现，心脏病患者，特别是高血压性心脏病、冠心病、动脉硬化，都可以不同程度地出现耳鸣，如果45岁以上的中年人一周内频繁出现耳鸣，应及时去医院检查。

（2）打鼾：长期持续打鼾者患心脏病、卒中的人数远比其他两类多，如果一个人长期持续打鼾，就要注意心血管方面的疾病。

（3）肩痛：有不少心脏病患者常有肩痛的现象，特别是左肩、左手臂酸痛，为阵发性，并与气候无关，尤其是中老年人，容易误认为是肩周炎的表现。故中老年人发生肩痛，特别是左肩疼痛尤烈者，切莫简单地贴风湿膏就算了事，应经常注意自己的心脏情况。

（4）胸痛：心脏病患者表现的胸痛，多在劳动或者运动之后，多发于胸骨后，常放射至左肩、左臂。疼痛时有一种胸部紧缩样感觉，持续2～3分钟，一般停止活动或舌下含硝酸甘油可终止。

（5）呼吸困难：心脏病患者胸闷、呼吸困难常发生在夜间、卧位时，坐位时减轻，为阵发性。活动与上楼也可发生。

（6）水肿：是心脏病患者常见症状，除心衰外，轻微水肿往往是先兆症状，中年人如有发现水肿，都应及早求医。

**2. 心脏病主要危害** 心力衰竭，肺梗死，脑梗死，心肌梗死，猝死，肺心病，多器官衰竭等。房间隔缺损、室间隔缺损及动脉导管未闭常易患肺炎，易引发心力衰竭，法洛四联症常可并发脑血栓、脑脓肿。

## 四、判断心脏病要做什么检查？

**1. 侵入性检查** 主要有心导管检查和与该检查结合进行的选择性心血管造影，选择性指示剂（包括温度）稀释曲线测定心排血量，心腔内心电图检查、希氏束电图检查、心内膜和外膜心电标测、心内膜心肌活组织检查，以及心脏超声显像、心血管内镜检查等。这些检查给患者带来一些创伤，但可得到比较直接的诊断资料，诊断价值较大。

**2. 非侵入性检查** 包括各种类型的心电图检查、超声心动图、超声多普勒血流图检查、实时心肌声学造影、数字减影法心血管造影等。这些检查对患者无创伤性，故较易被接受，但得到的资料较间接，而随着仪器性能和检查技术的不断更新和提高，其诊断价值也在迅速提高。

## 五、如何有效预防心脏病?

**1.** 减肥。肥胖者患心脏病的比例远远高于正常体重的人，特别是苹果形身材（腰臀肥胖）的人更危险。同时，专家告诫较胖的老人，不要指望自己一下子变瘦，要通过平衡饮食和锻炼逐渐达到减肥的目的。

**2.** 少吃蛋黄。一个普通大小的蛋黄约含胆固醇 200 毫克。老年人若胆固醇较高，一周最多只能吃两个蛋黄。

**3.** 多运动。每天适度运动 20 分钟，可使患心脏病的概率减少 30%，快走的效果最好。

**4.** 戒烟。吸烟者患心脏病的比例是不吸烟者的两倍。研究发现，戒烟 2～3 年后，患心脏病的风险就会降至与不吸烟者一样的水平。

**5.** 注意饮食。平时生活中坚持吃低脂肪食品，如瘦肉和低脂乳制品等。

**6.** 适量饮酒。1 周喝 3～9 杯酒为适量，对心脏有好处。但要注意别贪杯，因为饮酒过度会引发心脏病。

**7.** 当心糖尿病。有糖尿病的人患心脏病的比例是其他人的 4 倍。因此，老年人要定期体检，对糖尿病早发现、早治疗。

**8.** 控制情绪。脾气暴躁，遇到突发事件不能控制自己，也容易诱发心脏病。

## 六、生活中如何及时发现心脏病?

生活中出现下列现象时，建议做一次心脏检查，以便早期发现心脏病，从而采取有效的防治措施：

**1.** 体力活动时有心悸、疲劳、气急等不适，或产生呼吸困难感。

**2.** 劳累或紧张时，突然出现胸骨后疼痛或胸闷压迫感。

**3.** 出现脉搏过速、过慢、短促或不规则。

**4.** 熟睡或做噩梦过程中突然惊醒，感到心悸、胸闷、呼吸不畅，需要坐起来一会儿才好转。

**5.** 性生活时感到呼吸困难、胸闷或胸痛。

**6.** 饱餐、寒冷、吸烟、看情节紧张的电影或电视时，感到心悸、胸闷或胸痛。

**7.** 在公共场所中，容易感到胸闷、呼吸不畅和空气不够。

**8.** 上楼时比以前或比别人容易出现心悸和气急。

**9.** 突然出现一阵心悸、头晕、眼前发黑，有要跌倒的感觉。

**10.** 儿童的活动能力比同龄人差，活动时感觉心悸、气急、乏力、口唇青紫。

**11.** 感冒后轻微劳动也感到心悸、疲乏，或走路稍快就觉气急。

**12.** 突然胸部不适而昏倒在地上，或有马上要死去的感觉。

**13.** 晚间睡觉枕头低时感到呼吸困难，需要高枕而睡。

**14.** 出现下肢水肿。

**15.** 手指或足趾末端出现肥大、变形。

**16.** 脸、口唇和指甲出现青紫、暗红等异常颜色。

**17.** 静息时自觉心跳有异常声音，或手掌握触前胸壁心脏部位时有震颤感。

**18.** 妊娠期出现心悸、头晕、气急或水肿。

**19.** 左肩痛长期不愈。

## 七、做些什么能避免心脏病发作或卒中发生?

80%的过早心脏病发作和卒中是可以预防的。健康饮食、经常锻炼身体和不使用烟草制品是成功的关键。这三项简单措施将不仅显著减少心脏病发作或卒中的机会，而且将有助于预防大多数 2 型糖尿病和慢性呼吸道疾病及某些类型的癌症。

## 八、预防心脏病如何做到健康饮食？

第一，戒刺激性食物和兴奋性药物：辣椒、生姜、胡椒、烟、酒和大量饮浓茶，服咖啡因、苯丙胺等兴奋药对心脏也会带来负担，在风湿性心脏病（简称风心病）患者心功能不佳时，尤当注意。

第二，适量限制食盐的摄入：与限制食盐道理相同，风心病患者应少吃含钠丰富的食品如香蕉等，以免引发水肿。

第三，缓进饮料：一次喝大量的水、茶、汤、果汁、汽水或其他饮料时，会迅速增加血容量，进而增加心脏负担。因此进食饮料不要太多，最好一次不超过 500ml。需要多喝水时，分成几次喝，每次少一点，相隔时间长一些。

第四，少量多餐：心脏病患者不宜吃得过多，每日总热能分 4～5 次摄入，以减少餐后胃肠过度充盈及横膈抬高，避免心脏工作量增加。晚饭应早些吃，宜清淡，晚饭后不进食或少进食。

第五，适当限制蛋白质和热能的摄入：心力衰竭时，每日蛋白质可控制在 25～30g，热能 600 千卡；2～3 日后，蛋白质可加至 40～50 克，热能 1000～1500 千卡。病情好转后渐增蛋白质和热能，但不宜太高，以免增加心脏的负荷。

第六，应吃易于消化的食物：心脏病患者由于血液循环功能减退，胃肠道淤血、水肿，影响食物的消化、吸收。因此，所进食物应易于消化。开始可用流质、半流质饮食，然后改用软饭。

第七，应供给充足的维生素和适量的无机盐：如维生素 $B_1$ 及维生素 C，以保护心肌，供给适量的钙，以维持正常的心肌活动。钾对心脏有保护作用，不足时引起心律失常。用利尿药时，除补钾外，还应注意镁、锌的供给。

## 九、心脏病患者应该怎样运动才合适？

由于心脏病的特点，许多患者对于运动小心翼翼，甚至不再做锻炼，其实适量的运动对于心脏病患者并无害处，那么选择什么样的运动方式呢。

**1. 散步** 可以使心肌收缩力增强，外周血管扩张，具有增强心功能、降低血压、预防冠心病的效果。对于参加运动时会引起心绞痛的人来说，可以改善病情。每次散步可坚持 20～60 分钟，每日 1～2 次，或每日走 800～2000 米。身体状况允许者可适当提高步行速度。

**2. 慢跑** 慢跑或原地跑步亦可改善心功能。至于慢跑的路程及原地跑步的时间应根据每个人的具体情况而定，不必强求。

**3. 太极拳** 对于高血压病、心脏病等都有较好的防治作用。一般而言，体力较好的患者可练传统套路太极拳，体力较差者可练简化式太极拳。不能打全套的，可以打半套，体弱和记忆力差的可以只练个别动作，分节练习，不必连贯进行。

**4. 跳舞** 美国专家指出，跳舞是心脏病患者最佳的运动方式。相比其他一些运动项目来说，跳华尔兹更适合心脏病患者，因为跳舞既能改善心脏病患者的心肌供养状况和血液中脂质代谢，提高心肌的工作能力和心脏的代谢功能，而且安全、方便，还能提高心脏病患者对生活的激情，引起他们坚持运动的兴趣。

需要强调的是，心脏病患者餐前应该尽量少运动，因为这样对身体不利。

## 十、如果怀疑自己患了心衰该怎么办？

尽快与医生联系。不要等着看症状是否会消失。即使症状很快消失，也可能是严重疾病的预警征象。有时心衰急性发生，伴有严重的呼吸困难，这是肺水肿的结果，需要立刻治疗。

## 十一、为使心脏病治疗成功，应如何做？

**1.** 服用医生所开的每一种药物。

**2.** 遵循医生关于改变生活方式的建议，包括戒烟、摄入健康的饮食、开展心脏能够承受的锻炼。

**3.** 不饮酒。酒精会降低心脏泵血的力量。有时，酒精本身也会引发心衰。

**4.** 远离拥挤的人群，远离患有感冒或流感的人。流感或肺炎等感染会增加心脏的负担。

**5.** 关注体重。如果您的体重增加，往往意味着心脏功能减低引起体内水分蓄积。体重突然增加时要告诉医生。

## 第五节　动 脉 硬 化

### 一、什么是动脉硬化?

动脉硬化是动脉的一种非炎症性病变，是动脉管壁增厚、变硬，失去弹性和管腔狭小的退行性和增生性病变的总称，常见的有动脉粥样硬化、动脉中层钙化、小动脉硬化 3 种。动脉粥样硬化是动脉硬化中常见的类型，为心肌梗死和脑梗死的主要病因。

### 二、引起动脉硬化的危险因素有哪些?

引起动脉硬化最重要的是高血压、高脂血症、吸烟三大危险因子。其他如肥胖、糖尿病、运动不足、紧张状态、高龄、家族病史、脾气暴躁等都有关系。

### 三、动脉硬化有哪些表现？有什么危害?

**1.** 冠状动脉粥样硬化，若管径狭窄达 75%以上，则可发生心绞痛、心肌梗死、心律失常，甚至猝死。

**2.** 脑动脉硬化，可引起脑缺血（包括暂时性缺血性发作）、脑萎缩，或造成脑血管破裂出血。

**3.** 肾动脉粥样硬化，常引起夜尿多、顽固性高血压，严重者可有肾功能不全。

**4.** 肠系膜动脉粥样硬化，可表现为饱餐后腹痛、便血等症状。

**5.** 下肢动脉粥样硬化，早期症状主要表现为间歇性跛行，休息时也发生疼痛则是下肢严重缺血的表现，常伴有肢端麻木、足背动脉搏动消失等。晚期还可发生肢端溃疡和坏疽。

### 四、如何有效预防动脉硬化?

**1.** 发挥患者的主观能动性配合治疗，因此说服患者耐心接受长期的防治措施至关重要。

**2.** 合理的膳食。①膳食总热量勿过高，以维持正常体重，40 岁以上者尤应预防发胖。②超过正常标准体重者，应减少每日进食的总热量，食用低脂、低胆固醇膳食，并限制蔗糖和含糖食物的摄入。③超过 40 岁者即使血脂不增高，也应避免经常食用过多的动物性脂肪和含饱和脂肪酸的植物油，避免多食含胆固醇较高的食物，若血脂持续增高，应食用低胆固醇、低动物性脂肪食物。④已确诊有冠状动脉粥样硬化者，严禁暴饮暴食，以免诱发心绞痛或心肌梗死，合并有高血压或心力衰竭者，应同时限制食盐和含钠食物。⑤提倡饮食清淡，多食富含维生素 C（如新鲜蔬菜、瓜果）和植物蛋白（如豆类及其制品）的食物。

**3.** 适当的体力劳动和体育活动，对预防肥胖、锻炼循环系统的功能和调整血脂代谢均有好处，是预防本病的一项积极措施，体力活动以不过多增加心脏负担和不引起不适感觉为原则，体育活动可循序渐进，不宜勉强做剧烈活动，对老年人提倡散步（每日 1 小时，分次进行）、做保健体操、打太极拳等。

**4.** 合理安排工作和生活。生活要有规律，保持乐观、愉快的情绪，避免过度劳累和情绪激动，注意劳逸结合，保证充分睡眠。

**5.** 提倡不吸烟，不饮烈性酒或大量饮酒（少量饮低浓度酒则有提高血 HDL 的作用）。

**6.** 积极治疗与本病有关的疾病，如高血压、脂肪症、高脂血症、痛风、糖尿病、肝病、肾病综合征和有关的内分泌疾病等。

**7.** 研究显示，本病的预防可以从儿童期开始，即儿童也不宜进食含胆固醇高、动物性脂肪高的食物，亦宜避免饮食过量，防止发胖。

## 五、动脉硬化应该做什么检查？

常见动脉硬化的检查有以下几种：

**1. 一般检查** 包括血脂测定，如胆固醇、甘油三酯、脂蛋白电泳等，常规检查心电图及超声心动检查，眼底检查，X 线平片检查。

**2. 彩色超声多普勒检查** 是近年广泛应用的无创检查方法，简便易行，能较好地显示局部的动脉病变，如管腔形态、内膜硬化斑块、血流状态等。

**3. CT 血管造影（CTA）或核磁共振血管造影** CTA 或 MRA 是需要在 CT 室或磁共振室的大型仪器上进行的检查，是一种安全快捷的检查，但检查时通常是需要在周围静脉内注射少量的造影剂，但如果有较严重的肾功能不全时应慎行。

**4. 动脉造影和数字减影血管造影** 是最精确的检查方法，也是目前诊断血管疾病的重要手段之一，它对于诊断动脉闭塞性疾病有着重要的价值。

**5. 四肢节段性动脉血压测量** 为无创伤的检查方法，应用多普勒超声听诊器，检查四肢的动脉血压。

建议有条件的朋友们，每年做定期检查，防止此疾病的出现。并改善生活习惯和饮食习惯，防止各种疾病的发生。

# 第三章　呼吸系统健康教育

## 第一节　上呼吸道感染

### 一、什么是急性上呼吸道感染？

急性上呼吸道感染是最常见的疾病，主要侵犯鼻、鼻咽和咽部，因此常用“急性鼻咽炎”（感冒）、“急性咽炎”“急性扁桃体炎”等诊断名词，也可统称为上呼吸道感染，简称“上感”。

### 二、上呼吸道感染是怎么引起的？

**1.** 卫生习惯及生活条件不良：如住处拥挤、通风不良、阴暗潮湿、阳光不足、吸烟、平日缺乏锻炼、防御功能低下。

**2.** 气候骤变，如寒冷易引起鼻部黏膜舒缩功能紊乱，有利于上呼吸道感染的发生。

### 三、急性上呼吸道感染的主要临床表现是什么？

主要表现为鼻部症状，如喷嚏、鼻塞、流清水样鼻涕，也可表现为咳嗽、咽干、咽痒或灼热感，甚至鼻后滴漏感。发病同时或数小时后可有喷嚏、鼻塞、流清水样鼻涕等症状。2～3 天后鼻涕变稠，常伴咽痛、流泪、味觉减退、呼吸不畅、声嘶等。一般无发热及全身症状，或仅有低热、不适、轻度畏寒、头痛。体检可见鼻腔黏膜充血、水肿、有分泌物，咽部轻度充血。

### 四、上呼吸道感染的好发人群有哪些？

上呼吸道感染主要好发于身体抵抗力和免疫力低下的人群，以及小孩、老年人和一些慢性疾病患者。

### 五、天气突然变化，为什么容易患上呼吸道感染？

天气突然变化，人们如果不及时增减衣服，身体不能适应外界的气候变化，就容易感染各种呼吸道病毒，常见的有流感病毒、副流感病毒、呼吸道合胞病毒、腺病毒及鼻病毒、肠道病毒（柯萨奇、埃可病毒）等。

### 六、上呼吸道感染是否传染？

上呼吸道感染会传染，主要是通过患者的呼吸道飞沫传播，但其并不是烈性传染病，抵抗力较强的人接触患者不一定会发病。

### 七、上呼吸道感染饮食需注意什么？

适宜食用：

**1.** 乌梅、山楂等酸的食品，可提高食欲。

**2.** 宜多饮开水。

**3.** 饮食宜清淡稀软：因感冒患者脾胃功能常受影响，稀软清淡的食物易于消化吸收，可减轻脾胃负担。故宜食白米粥、牛奶、玉米面粥、米汤、烂面、蛋汤、藕粉糊、杏仁粉糊等流质或流质饮食。

**4.** 多吃富含维生素的水果与蔬菜，如油菜、苋菜、蕹菜、菠菜、茭白、西瓜、冬瓜、丝瓜、黄瓜、西红柿、藕、柑橘、苹果、杏、枇杷、甘蔗、荸荠等。

不宜食用：

**1.** 忌用油腻荤腥及甘甜食品，故大鱼大肉、糯米甜食、油炸糕等不宜服食。

**2.** 不宜食辣椒、狗肉、羊肉等辛热的食物，以免伤气灼津、助火生痰。

**3.** 忌饮酒和浓茶。

### 八、上呼吸道感染应如何应对？

忌烟、多饮水，室内保持空气流通，适当运动锻炼，增加身体抵抗力，病情较重或年老体弱者应卧床休息，必要时应到呼吸内科专科就诊。

### 九、如何预防上呼吸道感染？

预防上呼吸道感染的关键：①积极锻炼身体，增强体质；②平时不要穿着过多，气温变化时应增减衣服；③避免与患者接触，在上呼吸道感染流行季节尽量不带孩子去公共场所，必要时可戴口罩或服用板蓝根、大青叶等中药预防；④及时治疗容易诱发上呼吸道感染的疾病，如营养不良、锌缺乏、维生素 A 缺乏、佝偻病等。

**1. 避免诱因** 避免受凉、淋雨、过度疲劳；避免与感冒患者接触，避免脏手接触口、眼、鼻。年老体弱易感者更应注意防护，上呼吸道感染流行时应戴口罩，避免在人多的公共场合出入。

**2. 增强体质** 坚持适度有规律的户外运动，提高机体免疫力与耐寒能力是预防本病的主要方法。

**3. 免疫调节药物和疫苗** 对于经常、反复发生本病的人群，以及老年免疫力低下的患者，可酌情应用免疫增强剂。目前除流感病毒外，尚没有针对其他病毒的疫苗。

## 第二节 支气管炎

### 一、什么是支气管炎？

支气管炎是气管、支气管黏膜及其周围组织的慢性非特异性炎症。

### 二、引发支气管炎的原因是什么？

主要原因为病毒和细菌的反复感染形成了支气管的慢性非特异性炎症。气温下降、呼吸道小血管痉挛缺血、防御功能下降等利于致病；烟雾粉尘、污染大气等慢性刺激也可发病；吸烟使支气管痉挛、黏膜变异、纤毛运动降低、黏液分泌增多，有利感染；过敏因素也有一定关系。

### 三、支气管炎发作时会出现哪些临床症状？

**1. 咳嗽** 初期晨间咳嗽较重，白天较轻，晚期夜间亦明显，睡前常有阵咳发作，并伴咳痰。此系由于支气管黏膜充血、水肿，分泌物积聚于支气管腔内所致。随着病情发展，咳嗽终年不愈。

**2. 咳痰** 以晨间排痰尤多，痰液一般为白色黏液性或浆液泡沫性，偶可带血。此多系夜间睡眠时咳嗽反射迟钝，气道腔内痰液堆积，晨间起床后因体位变动引起刺激排痰之故。当急性发作伴有细菌感染时，痰量增多，痰液则变为黏稠或脓性。

**3. 气短与喘息** 病程初期多不明显，当病程进展合并阻塞性肺气肿时则逐渐出现轻重程度不同的气短，以活动后尤甚。慢性支气管炎合并哮喘或所谓喘息型慢性支气管炎的患者，特别在急性发作时，常出现喘息的症状，并常伴有哮鸣音。

### 四、气管炎不治或延迟治疗的危害有哪些？

**1. 影响生活质量** 气管炎患者长期咳嗽造成身体长期处于缺氧状态，从而影响到患者的饮食、睡眠等是气管炎的常见危害，导致患者生活质量和生存质量下降。

**2. 会降低肺功能** 气管炎一旦急性发作开始，支气管中的腺体就会产生多于平时的黏液，当身体想把这些黏液从肺里清除便会引起咳嗽，这是气管炎的主要危害，也会降低患者的肺部功能。同时，加快了气管炎的病程。

**3. 可发展为肺心病** 气管炎病情持续发展就成为多种疾病发生的根源，就呼吸系统疾病来说，它可以发展成慢性阻塞性肺疾病、肺气肿，后还可能发展到肺心病，是气管炎的严重危害。

**4. 可并发阻塞性肺气肿** 该病是气管炎常见的并发症，患者肺泡壁纤维组织弥漫性增生。加上管腔狭窄和痰液阻塞，呼气不畅，故可发生阻塞性肺气肿，是气管炎的典型危害。

**5. 迁延难愈可伴随终生** 气管炎主要表现为反复、长期的咳嗽、咳痰，在冬春季节尤为严重，急性感染发作时每发作一次，病情就严重一次，使得病情迁延难愈甚至伴随终生，是气管炎的重要危害。

## 五、支气管炎日常生活中如何自我护理?

**1. 简易的耐寒按摩**

（1）以手摩擦头面部及上下肢的暴露部位，每日3～5次，每次5分钟。

（2）按摩迎香穴：迎香穴位于鼻唇沟，止于鼻翼处，以食指轻轻揉1～3分钟，每日2次。

（3）按摩风池穴：风池穴位于颈部颈肌两旁的凹窝中，以双手掌心按摩之，每次30～60下，每日2～3次。

**2.** 支气管炎患者需要高蛋白、高热量、高维生素的饮食。要多方摄取合理氨基酸，切忌挑食偏食。饮食要清淡，尽量少食辛辣刺激、油腻肥甘和一些易致过敏的食物，如鱼、虾、蟹等。

**3.** 居住环境适宜。居住环境优雅安静、空气清新、阳光充足。居室要经常换气，有些患者常年门窗紧闭，这是不益健康的。居室的温度要冷暖适宜，一般以15～20℃为最佳。

**4.** 家庭氧疗。支气管炎患者，特别是合并有阻塞性肺气肿和肺源性心脏病的患者，都会有不同程度的肺通气功能障碍，导致缺氧和二氧化碳潴留。适当的氧疗可以改善症状，纠正缺氧。家庭氧疗可选用氧气筒、氧气袋、小型便携式化学制氧机等，原则为低流量、持续性、长疗程。这是一种较好的康复疗法。

**5.** 急性发作期护理。急性发作期，患者应卧床休息，有发热者，应定时测量体温；痰多者，可进行体位引流；高龄体弱的患者要做好皮肤和口腔护理，防止发生褥疮和感染。

## 六、怎样预防支气管炎?

**1. 戒烟** 为了减少吸烟对呼吸道的刺激，患者一定要戒烟。其他刺激性的气体，如厨房的油烟，也要避免接触。

**2. 促使排痰** 对年老体弱、无力咳痰的患者或痰量较多的患者，应以祛痰为主，不宜选用镇咳药，以免抑制中枢神经，加重呼吸道炎症，导致病情恶化。帮助危重患者定时变换体位，轻轻按摩患者胸背，可以促使痰液排出。

**3. 保持良好的家庭环境卫生** 室内空气流通，有一定湿度，控制和消除各种有害气体和烟尘。改善环境卫生，做好防尘、防大气污染工作，加强个人保护，避免烟雾、粉尘、刺激性气体对呼吸道的影响。

**4. 适当体育锻炼** 增强体质，提高呼吸道的抵抗力，防止上呼吸道感染，避免吸入有害物质及过敏原，可预防或减少本病发生。锻炼应循序渐进，逐渐增加活动量。

**5. 注意气候变化和寒冷季节** 严冬季节或气候突然变冷的时候，要注意衣着冷暖，及时增加衣服，不要由于受凉而引起感冒。冬季寒冷季节室内的温度应在18～20℃为宜。

# 第三节 哮　　喘

## 一、什么是哮喘?

支气管哮喘（简称哮喘）是一种气道慢性炎症性疾病。慢性炎症形成后，气道反应性增高，当接触各种危险因素时，气道出现阻塞和气流受阻（由支气管收缩、黏液栓形成和炎症加重引起），而出现反复发作的喘息、呼吸困难、胸闷和咳嗽，尤其是在夜间和清晨。虽然哮喘的发作或加重是阶段性的，但气道的炎症是长期存在的。

## 二、哮喘的危险因素有哪些?

支气管哮喘的危险因素是指与哮喘发生发展有关的各种因素，可分为两类，即机体本身的因素和环境因素，两种因素互相作用、互相影响，共同参与了哮喘的发生、发展。

机体本身的因素是支气管哮喘的内因，也称为宿主因素，常指患者具有高致敏性体质，这种易发哮喘的体质具有遗传性，患者常具有支气管哮喘的家族史。环境因素为支气管哮喘的外因，包括各种病原微生物、刺激性气体、居住环境、职业因素、气候、药物、运动、食物及添加剂、社会因素、经济因素等都可能是支气管哮喘发生发展的重要原因。

过敏原是诱发哮喘的一组重要病因，可分为吸入性过敏原和食物性过敏原，每个患者可能诱发哮喘的过敏原都不相同。吸入性过敏原主要来自于生活环境中的含有变应原的微粒物质，如尘螨、真菌、蟑螂、花粉等，其中包含的蛋白质和多糖是诱发过敏反应主要成分。吸入性过敏原是引起儿童呼吸道致敏和哮喘发作的主要途径。特殊的食物也是重要的过敏原，常见的包括牛奶、鸡蛋、花生、鱼虾等。

## 三、哮喘的主要临床表现是什么？

哮喘的主要表现是呼气时困难，并有咳嗽、咳痰等症状，检查肺部时可听到“哮鸣音”。哮喘先兆症状：哮喘发作前几分钟往往有过敏症状，如鼻痒、眼睛痒、打喷嚏、流涕、流泪和干咳等。

哮喘持续症状：立即出现胸闷，胸中紧迫如重石压迫，约 10 分钟后出现呼气困难，这时甚至不用医生的听诊器就可以听到“哮喘音”，患者被迫端坐，头向前伸，双肩耸起，双手用力撑着，用力喘气。这样的发作可持续几十分钟至半小时，自行或经治疗而缓解。

慢性哮喘：往往四季都能发作，不管发作与否，经常有胸闷气急之感，平时即有喘息及哮喘样呼吸，可伴咳痰黏稠，可有低热，患者多不能参加一般工作。

并发症：哮喘发作时可并发气胸、纵隔气肿、肺不张；长期反复发作和感染或并发慢性支气管炎、肺气肿、支气管扩张、间质性肺炎、肺纤维化和肺源性心脏病。

## 四、如何早期发现哮喘？

哮喘症状的非特异性，常导致就诊时得到各种各样的诊断，如果发现存在以下任何征象或症状，即应高度怀疑哮喘：

**1.** 频繁地喘息发作，多于每月一次。

**2.** 活动诱发的咳嗽或喘息。

**3.** 咳嗽，尤其在夜间发生而没有感染因素。

**4.** 症状在接触以下物品或在下列情况下出现或加重：毛皮动物、化学气雾剂、气温变化、屋尘螨、药物（阿司匹林等）、运动、花粉、呼吸道感染、烟雾、剧烈情绪波动。

## 五、哮喘患者饮食原则有哪些？

**1.** 多吃高蛋白食物如大豆及豆制品等，增加热量，提高抵抗力。消化功能不好的人要少吃多餐。

**2.** 多吃含有维生素 A、C 的瓜果等；含维生素 C 的食物有抗炎、抗癌、预防感冒的功能，如大枣、柚子、番茄、青椒等；含钙食物能增强气管抗过敏的能力，如青菜、豆腐、芝麻酱等。

**3.** 忌酒、忌过咸食物。酒和过咸食物的刺激，可以加强支气管的反应，加重咳嗽、气喘、心悸等症状，诱发哮喘。

**4.** 根据自己平日身体状况，针对性地选择食品。如痰多、食少、舌苔白，宜选食南瓜、莲子、山药、糯米、芡实等来补脾；如四肢发冷、小便清长、腰酸，宜选食胡桃来补肾；如有多汗、易感冒，宜选食蜂蜜、银耳、百合来补肺。

**5.** 常喝咖啡：咖啡因能扩大支气管通道，减少或防止支气管哮喘症状，喝咖啡多的人，哮喘发作的可能性小。1 天喝 3 杯咖啡，产生的扩张支气管的作用，相当于使用氨茶碱的标准用量，因而咖啡对支气管哮喘患者有益。

### 六、哮喘患者应该怎样选择锻炼方法？

哮喘患者在锻炼时需注意以下几个方面：

**1. 运动方式**　游泳，因为游泳可以让我们的心血管系统强壮，每次呼吸量增加，加强呼气时的能力。哮喘患者选择户外运动的最好方式有跑步、骑车、散步，这些都是内容比较单一的有氧运动，运动起来简单，安全可靠。如果哮喘不是很厉害，可以用跑步和骑车的方式锻炼。如果哮喘病情很重，做短时间的散步即可。

**2. 运动时间和强度**　每次练习的强度为 60%～90%，训练强度达到 75%以后就应该时刻关注呼吸的频率和节奏。如果运动量过大，反而会引起哮喘。如果在练习中有一点咳嗽或者是气短的症状应该马上停止训练，在训练中哮喘的症状是不能出现的。

**3. 运动环境**　不要在比较冷的环境中进行运动，因为冷气中的含氧量很低，如在海拔比较高的地方哮喘患者就不适合运动。还有在早上、晚上、空气干的时间和场合不要运动。因为这些时间段和环境含氧量都是比较低的，稍微一运动就有可能引起哮喘。在潮湿的天气里哮喘患者最适合运动。

因此，哮喘患者的锻炼方法要适度、适量，选择锻炼方法也要因人而异。哮喘患者的运动是必需的，但一定要适量，对于有哮喘史或其他肺部疾病的患者，一定不能过量运动。

### 七、怎样预防哮喘？

①体育锻炼；②呼吸调整；③避免诱发因素；④饮食调养；⑤食药预防。避开过敏原：平时应尽量避免暴露在变应原下面。尽量避免或减少接触花粉、灰尘、动物的毛发；要常清洗寝具、地毯、家具；安装空气滤净器；使用有 HEPA 滤器的吸尘器；居家环境多多种植绿色植物，因为绿色植物是非常有效的空气滤净器。

避免冷空气：天冷时，应尽量待在室内，如果非得外出，则在出门前，先将嘴巴及鼻子保护好。冷空气可能引发哮喘病，但当你用围巾或口罩盖住嘴鼻部分，你吸入的则是温暖的空气。

避免使用阿司匹林类药物：对某些哮喘患者，阿司匹林可能引起致命性的后果，所以最好是避开所有含阿司匹林的产品。同时，也不宜长期服用强的松或地塞米松类激素药，因其可导致骨折、胃溃疡、抵抗力下降。

## 第四节　肺　　炎

### 一、什么是肺炎？

肺炎是指终末气道、肺泡和肺间质的炎症。按解剖部位可分为大叶性肺炎、小叶性肺炎、间质性肺炎。按病程分为急性肺炎、迁延性肺炎、慢性肺炎。

### 二、引起肺炎的原因有哪些？

引起肺炎的原因很多，如细菌（肺炎球菌、甲型溶血性链球菌、金黄色葡萄球菌、肺炎克雷伯杆菌、流感嗜血杆菌、铜绿假单胞菌、大肠杆菌、绿脓杆菌等）、病毒（冠状病毒、腺病毒、流感病毒、巨细胞病毒、单纯疱疹病毒等）、真菌（白色念珠菌、曲霉菌放射菌等）、非典型病原体（如军团菌、支原体、衣原体、立克次体、弓形虫、原虫等）、理化因素（放射性、胃酸吸入、药物等）。但其最常见的原因是病毒或细菌感染，这些病毒或细菌可来自所处的环境，也可能由其他人传播引起。

### 三、肺炎有哪些症状？

肺炎起病急骤，常有淋雨、受凉、劳累等诱因，约 1/3 患者有上呼吸道感染史。自然病程 7～10 天。

**1. 寒战、高热**　典型症状为突然寒战、高热，体温高达 39～40℃，呈稽留热型，伴有头痛、全身肌肉酸软、纳差。使用抗生素后热型不典型，年老体弱者仅有低热或不发热。

**2. 咳嗽、咳痰** 早期为刺激性干咳，继而咳出白色黏液痰或带血丝痰，1～2 天后，可咳出黏液血性痰、铁锈色痰、脓性痰，消散期痰量增多，痰黄而稀薄。

**3. 胸痛** 常有剧烈胸痛，呈针刺样，随咳嗽或深呼吸而加重，可向肩或腹部放射。下叶肺炎可刺激胸膜引起腹痛，可被误诊为急腹症。

**4. 呼吸困难** 因肺实变致通气不足、气体交换障碍、动脉血氧饱和度降低而出现发绀、胸痛、呼吸困难。

**5. 其他症状** 少数有恶心、呕吐、腹胀或腹泻等胃肠道症状，重症时可出现神志模糊、烦躁、嗜睡、昏迷等。

## 四、哪些人易患肺炎？

肺炎可发生于任何年龄段。但以老人和儿童最常见。部分因为存在其他的肺部疾病、营养不良、吞咽困难、其他慢性健康问题或免疫系统问题，而具有更高的患肺炎风险。

吸烟和处于吸烟环境中的人，患肺炎的风险也更高。此外，没有进行年度流感疫苗接种，或肺炎链球菌菌苗接种者，也有更高的肺部感染风险。

## 五、肺炎怎样传播？

常见的传播途径包括人与人之间的直接接触（通常是手）或吸入人们在咳嗽或打喷嚏时所产生的空气飞沫。有时，一个人病毒感染后（如流感病毒），也可能继发细菌感染（如金黄色葡萄球菌）。

少见情况下，肺炎也可由寄生虫、真菌或酵母菌引起。吸入性肺炎是由异物引起的，这些异物通常是经喉部进入肺内的食物或呕吐物，其可以刺激气道和肺组织，并增加肺部细菌感染的机会。

## 六、肺炎到底会不会传染？

从医学上来说，肺炎是不会传染的，一般肺炎主要是受到肺炎球菌的感染引起，正常的人抵抗力强，接近肺炎患者一般不会被传染，不过肺炎不会传染也不是绝对的，肺炎还是可通过空气、血液、唾沫这些方法传播，一些抵抗能力低下的人和老年人最好不靠近肺炎患者，以免被传染到，影响个人的身体健康。

## 七、肺炎患者在治疗的同时，怎样注意生活习惯？

生活习惯方面平常要多喝点水，吃饭多吃一些蔬菜，多买一些水果吃，可以给身体补充充足的营养，有利于身体免疫力的增加，对病情也有缓解的效果，还有，少吃一些辛辣刺激的食物，对很油腻的食物也要禁止，否则不利于病情的恢复。

## 八、怎样预防肺炎？

平时注意防寒保暖，遇有气候变化，随时更换衣着；预防发生外感，尤其是发生流感后，容易继发肺炎；戒烟，避免吸入粉尘和一切有毒或刺激性气体；进食或喂食时，注意力要集中，要求患者细嚼慢咽，避免边吃边说，致食物呛吸入肺；加强体育锻炼，增强体质。对于儿童和成人，注射疫苗是一种非常重要的预防方式。

## 九、什么样的人适宜接种肺炎疫苗？

我国对 23 效价肺炎球菌疫苗使用的建议，还是以高危人群接种为主，包括：

**1.** 65 岁以上老年人。

**2.** 免疫功能正常，但患有慢性疾病（如心血管病、肺病、糖尿病、肝硬化）者。

**3.** 免疫功能减弱者，如脾切除或脾功能不全、镰状细胞病、霍奇金病、淋巴瘤、多发性骨髓瘤、慢性肾衰竭、肾病综合征和器官移植者。

**4.** 无症状和有症状的艾滋病病毒感染者。

**5.** 脑脊液漏患者。

**6.** 特殊人群，如在感染肺炎球菌或出现其并发症的高危环境中居住者或工作人员（如长期住院的老年人、福利机构人员等）。

## 第五节 肺 结 核

### 一、什么是结核病?

结核病俗称“痨病”，是由结核杆菌引起的一种严重危害身体健康的传染病。结核杆菌多侵犯肺组织，但也可以侵犯全身许多组织和器官，因而除引起常见的肺结核病外，还可引起结核性脑膜炎、骨结核、肾结核、淋巴结核和皮肤结核病等，传染性强的主要是肺结核病。

### 二、引起肺结核的原因有哪些?

结核杆菌属于放线菌目，分枝杆菌科的分枝杆菌属，为有致病力的耐酸菌。主要分为人、牛、鸟、鼠等型。对人有致病性者主要是人型菌，牛型菌少有感染。人体感染结核杆菌后不一定发病，当抵抗力降低或细胞介导的变态反应增高时，才可能引起临床发病。若能及时诊断，并予合理治疗，大多可获临床痊愈。

### 三、目前我国肺结核流行趋势如何?

肺结核是危害人类健康历史久远的慢性传染病，在其严重流行的20世纪初，曾经蔓延全球，造成数百万人死亡。我国现在是全球22个结核病高负担国家之一，结核患者数居世界第二位，仅次于印度。据调查，全国1/3的人口曾受到结核杆菌的感染，而受结核杆菌感染人群中有10%的人发生结核病。目前我国传染性肺结核患病率为157.8/10万，估计全国现有传染性的肺结核患者200万。《中华人民共和国传染病法》将结核病列为乙类传染病。

### 四、肺结核有哪些症状?

呼吸系统症状：咳嗽、咳痰、数量不等的咯血、胸痛、呼吸困难等。有咳嗽、咳痰2周以上或伴有咯血等可疑症状者应及时到当地结核病防治所或各区疾病预防控制中心结防科进行检查和诊断。全身症状：疲乏、消瘦、食欲减退、低热、盗汗、妇女月经失调等，少数急性发展的结核病可出现高热等症状。

### 五、结核病有何危害?

结核病是一种顽固的慢性疾病，一旦感染发病，若治疗不及时、不规范、不彻底，最终可导致复发、恶化、产生耐药，形成难治性肺结核，并成为慢性传染源，危害家庭、社会，甚至可能最终会因反复发作引发多种并发症而死亡。

### 六、肺结核病是如何传染的?

结核杆菌的传播方式主要经呼吸道传染，随地吐痰最直接污染了生活的环境，是传播呼吸道疾病的元凶。只有痰涂片检查显示抗酸杆菌阳性的肺结核患者才具有传染性，才是结核病的传染源。当肺结核患者大声说话、咳嗽或者打喷嚏的时候，有大量的结核杆菌从呼吸道播散出来，附着在空气的飞沫里面，并长时间悬浮在空气中。如果健康人吸入这些含有结核杆菌的飞沫就有可能受到结核杆菌的感染，并在肺部形成病灶。因此，结核病的传染性与患者的病情、排菌量、咳嗽的频率、居住房子的通风情况和接触者的密切程度及抵抗力有关。

另外还有消化道传染，因为除了人以外，牛也会得结核病，如果母牛得了结核病，那么它产的奶里也会带有结核杆菌，人如果喝了有病菌的生牛奶就会感染上结核病，所以建议大家在饮用牛奶时一定要煮开再喝。

### 七、肺结核病是如何发病的?

人体感染结核菌后仅有5%～10%的人发病。幼儿、青春期、老年人和营养不良、尘肺、糖尿病患者、胃切除术后、免疫抑制性疾病或长期使用免疫抑制剂的人发病率较高，艾滋病病毒感染者极易并发结核病。

## 八、怎样早期发现肺结核？

肺结核患者，除了肺部受损害外，还会引起神经、内分泌功能紊乱，出现一些全身症状，如患者常感疲乏无力、食欲减退、消化不良、消瘦、夜间盗汗、午后发热、两面颊潮红等。有的小孩还会出现性格改变、易哭闹、发脾气；一些女性患者还可能出现月经失调或闭经。呼吸道症状比较常见，主要表现为轻度咳嗽、吐痰或痰中带血；结核性胸膜炎的患者可出现胸闷、气短，甚至胸痛。有的患者可表现为高热，因此常被按感冒治疗而延误就诊。一旦发现上述症状，应及时到医院就诊，做必要的检查，如胸部 X 线检查（透视、拍 X 线片），痰涂片查结核杆菌、结核菌素试验、抽血查红细胞沉降率等，以便尽早确诊。胸部 X 线检查是诊断肺结核的重要方法之一，尤其简便易行。

建议有以下几种情况的人应该定期检查：

**1.** 与肺结核患者密切接触者。

**2.** 患有糖尿病、矽肺及胃切除等手术后的患者，长期应用肾上腺皮质激素、免疫抑制剂，及免疫功能低下的患者。

**3.** 结核菌素试验强阳性的患者，尤其是儿童。

**4.** 长期低热或有结核过敏表现的人，如关节痛、红细胞沉降率快、抗风湿治疗效果不好，或患有结节性红斑、疱疹性结膜炎者。

**5.** 经常接触粉尘者。

**6.** 久治不愈的感冒、咳嗽、持续发热，以及肺部有阴影者，经正规抗炎治疗两周，仍不见好转时，应想到有患结核病的可能，需做进一步的检查。

健康人群也要每 1～2 年做一次胸部 X 线检查。

## 九、接触过肺结核患者就一定会得结核病吗？

不是所有类型的肺结核都具有传染性，也不是任何一个肺结核患者在其患病期间的任何时候都具有传染性。

健康人在接触过肺结核患者，受到结核杆菌感染后，也不一定发生肺结核。是否发生肺结核，主要受感染结核杆菌的数量和毒力的大小，以及身体抵抗力高低的影响，结核菌毒力强而身体抵抗力又低则容易发生肺结核。人体初次受到结核菌感染后，通常绝大多数人没有任何症状，也不发生肺结核。但当少数感染结核菌的人出现抵抗力降低时，可在一生中任何时候发生肺结核，受感染的人群发生肺结核的概率大约为 10%。

## 十、发现结核病该如何治疗？

结核病主要是用化学药物治疗，一般遵循“五原则”：早期、联合、适量、规律、全程，即诊断结核病后应尽早开始治疗，一般用 3～4 种药物联合治疗，药物剂量要适当，要按时服药，避免漏服，而且完成方案规定的疗程。

## 十一、如何预防结核病？

预防结核病的发生，应做到以下几点：

**1.** 养成不随地吐痰的良好卫生习惯。对结核病患者的痰要焚烧或药物消毒。

**2.** 要定时进行体格检查，做到早发现、早隔离、早治疗。除此之外，还要按时给婴幼儿接种卡介苗，以使机体产生免疫力，减少结核病的发生。

**3.** 发现有低热、盗汗、干咳嗽、痰中带血、乏力、饮食减少等症状要及时到医院检查。确诊结核病以后，要立即进行治疗，同时还要注意增加营养，以增强体质。

## 十二、肺结核的治疗注意事项有哪些？

**1.** 必须在痰培养结核杆菌试验连续三次阴性的情况下才能在家庭中治疗和休息；如果患者仍有发热、消瘦、盗汗、红细胞沉降率增快，还需继续查痰。

**2.** 痰中未查到结核杆菌，但症状明显、红细胞沉降率显著增快、肺部病灶较大且边缘不清的患者，应戴口罩、独居一室，食具单独使用，房屋及用物定期消毒，每天开窗换气。让阳光照入室内或用紫外线照射进行室内消毒，对用物可用 84 消毒液或 0.5%过氧乙酸液浸泡。

**3.** 遵照医嘱服药治疗，要按时、长期用药，剂量要足，配伍要当，不要轻易更换治疗方案。

**4.** 坚持锻炼。晨起呼吸新鲜空气十分重要，可选择深呼吸运动、打太极拳、慢跑等方法进行锻炼。

**5.** 增加营养。肺结核是消耗性疾病，对于肺结核患者，通常给予高热量、高蛋白、高脂肪、高维生素饮食，可用鸡、鸭、鱼、肉、虾、甲鱼、黄鳝、水果、新鲜蔬菜、豆类制品等调剂食谱，注意色香味，以刺激食欲。

**6.** 禁止烟酒，少贪刺激性食物，以减少咳嗽。吸烟能促进结核病的发生和活动。吸烟者结核病患病率明显高于不吸烟者。吸烟还常延误结核病的发现和诊断，影响结核病的治疗效果。

**7.** 减少房事，节制性生活。

**8.** 生活有规律，早睡早起，劳逸适度。精神愉快，调节生活情调。

**9.** 保持大便通畅，消化良好，以利于功能调节。

**10.** 定期复查，可做胸透、X 线胸片、检查血常规和红细胞沉降率，以观察病情变化和药物疗效。

## 十三、结核病治疗误区有哪些？

**1. 误区一**　结核病不治疗也能自愈。

有些人感染结核杆菌后，不出现症状，结核杆菌在其体内长期存在，如机体免疫系统功能健全，就终生不发病。但如果机体免疫力低下，结核杆菌就会大量繁殖，引发结核病症状，此时必须治疗。特别是血行播散型肺结核患者，如果不及时治疗，很可能引起全身播散，导致结合性脑膜炎、结核性胸膜炎、结核性腹膜炎、肠结核等。

**2. 误区二**　症状好转后就可以减药或停药。

结核病是一种慢性病，短时间用药后虽然能缓解，甚至病灶消失，但病灶内的结核杆菌并没有被完全杀灭，患者一旦擅自减药或停药，未被杀灭的结核杆菌可再次大量繁殖，导致结核病复发。所以必须严格按照医嘱，坚持全疗程、不间断地规律用药，最大限度地杜绝结核病复发。

**3. 误区三**　结核病一旦复发，只需服用上次治疗用药即可。

有的人结核病复发了，就到药店买点儿以前用过的药，这种做法是错误的。因为经过治疗，患者体内存在的结核杆菌可能对所用过的药物产生了耐药性，再服用前一次的用药，就不起作用了。因此，复发的患者应该到专科医生处就诊，医生根据身体检查及药敏结果，并经过综合分析后，会为患者确定新的治疗方案。

**4. 误区四**　在服用抗结核药治疗后，出现不良反应立即停药或换药。

患者在治疗过程中，常常会出现一些不良反应症状，这时应向医生寻求帮助，而不要擅自停药或换药。医生会帮助患者判断这些不良反应是否是抗结核病药的不良反应。如果是药物的不良反应，判断相关指标是否达到停药标准。不够停药标准的只需对症处理即可。如出现轻微肝功能损害的，可加用保肝药。如果经过上述对症处理后，不良反应仍继续加重或已达到停药标准的，才能停药或换药。

## 十四、有肺结核的妇女可以妊娠吗？

正处于结核病活动期的妇女不宜妊娠，虽然妊娠本身并不加重结核病的发展，但孕期抗结核的药物使用选择受到限制，可能会使疗效受到影响。例如，妊娠时不宜使用链霉素（对胎儿肾及听神经损害），而链霉素又是治疗结核的最常用药物，有时有的肺结核者需要手术治疗，在孕期进行手术也很困难。且活动性的结核，产后由于母亲劳累、哺乳等情况，常容易加重病情。接触新生儿，肺结核又有传给孩子的危险。

因此患有结核的年轻妇女，计划妊娠之前要去看感染科专家，进行全面检查，以决定是否可以妊娠。一般结核病已经稳定，得到了充分治疗的妇女还是可以妊娠的。

## 第六节　慢性阻塞性肺疾病

### 一、什么是慢性阻塞性肺疾病？

慢性阻塞性肺疾病系由慢性支气管炎和肺气肿引起的一种以持续气流受限为特征的可以预防和治疗的疾病。气流受限进行性发展，如任其发展，还将引发慢性肺源性心脏病、呼吸衰竭和心力衰竭等，甚至危及生命。

### 二、慢性阻塞性肺疾病的危险因素是什么？

已经发现的危险因素大致可以分为外因（即环境因素）与内因（即个体易患因素）两类。外因包括吸烟、粉尘和化学物质的吸入、空气污染、呼吸道感染及社会经济地位较低的人群（可能与室内和室外空气污染、居室拥挤、营养较差及其他与社会经济地位较低相关联的因素有关）。内因包括遗传因素，气道反应性增高，在怀孕期、新生儿期、婴儿期或儿童期由各种原因导致肺发育或生长不良的个体。

### 三、慢性阻塞性肺疾病的主要症状有哪些？

**1.** 慢性咳嗽常为最早出现的症状，随病程发展可终身不愈，常晨间咳嗽明显，夜间有阵咳或排痰。当气道严重阻塞，通常仅有呼吸困难而不表现出咳嗽。

**2.** 咳痰一般为白色黏液或浆液性泡沫痰，偶可带血丝，清晨排痰较多。急性发作期痰量增多，可有脓性痰。

**3.** 气短或呼吸困难为慢性阻塞性肺疾病的主要症状，早期在劳力时出现，后逐渐加重，以致在日常生活甚至休息时也感到气短。但由于个体差异常，部分人可耐受。

**4.** 喘息和胸闷为部分患者，特别是重度患者或急性加重时出现。

**5.** 其他如疲乏、消瘦、焦虑等常在慢性阻塞性肺疾病病情严重时出现，但并非慢性阻塞性肺疾病的典型表现。

### 四、慢性阻塞性肺疾病的预防及保健措施有哪些？

**1. 戒烟**　停止吸烟，控制职业和环境污染，减少有害气体和有害颗粒吸入。

**2. 减少室内空气污染**　居室内经常通风换气，保持空气清新和清洁卫生。

**3. 防治呼吸道感染**　积极预防和治疗上呼吸道感染。秋冬季节注射流感疫苗，避免到人群密集的地方，保持居室空气新鲜，发生上呼吸道感染应积极治疗。

**4. 加强锻炼**　根据自身情况选择适合自己的锻炼方式，如散步、慢跑、游泳、爬楼梯、爬山、打太极拳、跳舞、双手举几斤重的东西，在上举时呼气等。

**5. 呼吸功能锻炼**　患者可通过做呼吸瑜伽，呼吸操，深慢腹式阻力呼吸功能锻炼，唱歌，吹口哨，吹笛子等进行肺功能锻炼。

**6. 耐寒能力锻炼**　患者可采取夏天用冷水洗脸，每天坚持户外活动等方式锻炼耐寒能力。

### 五、慢性阻塞性肺疾病何时需要立即就诊？

患者出现气促加重，伴有喘息、胸闷、咳嗽加剧、痰量增加、痰液颜色或黏度改变，以及发热、精神不振、疲乏等全身症状，是慢性阻塞性肺疾病急性加重的表现，需立即就诊治疗，以免贻误病情。

## 六、肺气肿是什么?

肺气肿是指终末细支气管远端（呼吸细支气管、肺泡管、肺泡囊和肺泡）的气道弹性减退，过度膨胀、充气和肺容积增大或同时伴有气道壁破坏的病理状态。一般认为与支气管阻塞及蛋白酶-抗蛋白酶失衡有关，患者在早期可无症状或仅在劳动、运动时感到气短，随着肺气肿进展，呼吸困难程度随之加重，以至稍一活动甚或完全休息时仍感气短。此外，患者可能会感到乏力、体重下降、食欲减退、上腹胀满等症状。

## 七、肺气肿会影响寿命吗?

一般来说，肺气肿患者只要注意不发生并发症，积极治疗控制病情发展，加强生活护理，对正常寿命不会造成太大影响。

## 八、肺气肿的并发症有哪些?

**1. 自发性气胸** 多因胸膜下肺大疱破裂，空气泄入胸膜腔所致，若患者基础肺功能较差，气胸为张力性，即使气体量不多，临床表现也较重，必须积极抢救，不可掉以轻心。

**2. 呼吸衰竭** 患者常在某些诱因如呼吸道感染、分泌物干结潴留、不适当氧疗、应用静脉剂过量、外科手术等的影响下，通气和换气功能障碍进一步加重，可诱发呼吸衰竭。

**3. 慢性肺源性心脏病和右心衰竭** 患者如果有呼吸系统病变进一步加重，动脉血气恶化时，肺动脉压显著增高，心脏负荷加重，加上心肌缺氧和代谢障碍等因素，可诱发右心衰竭。

**4. 胃溃疡** 患者可能会并发胃溃疡，其发病机制尚未完全明确。

**5. 睡眠呼吸障碍** 正常人睡眠中通气可以稍有降低，而阻塞性肺气肿患者睡眠时通气降低较为明显。尤其是患者清醒状态下动脉血氧分压已经低达 8.00kPa 左右时，睡眠中进一步降低，就更为危险。患者睡眠质量降低，可出现心律失常和肺动脉高压等。

## 九、肺气肿日常需要注意哪些方面?

**1. 饮食方面** 要以稀软、易消化食物为主，多吃清热化痰的食物。忌海腥发物，忌油腻、甜腻食物，忌辛辣刺激性食物。

2. 肺气肿患者需要注意不能感冒，平时要有户外活动，最好是在上午太阳出来以后进行适量的活动，但是不能过于劳累。最好家里备有一台制氧机，每天吸氧 30 分钟左右，对患者有很大益处。

# 第四章　代谢系统健康教育

## 第一节　超重与肥胖

### 一、什么是超重或肥胖?

超重和肥胖是指可损害健康的异常或过量脂肪累积，是体内脂肪（尤其是甘油三酯）积聚过多而导致的一种状态。由于食物摄入过多或机体代谢的改变而导致体内脂肪积聚过多造成体重过度增长并引起人体病理、生理改变，超重与肥胖本身并不是疾病，但它的存在成为多种心脑血管及他疾病的诱发因素。

### 二、如何判断超重与肥胖程度?

医学上一般用体重指数（BMI）来判断是否超重以及肥胖的程度。其计算方法为按千克计算的体重除以按米计算的身高的平方（$kg/m^2$）。

**1.** 世界卫生组织（WHO）对成人做出的超重和肥胖定义如下：体重指数等于或大于 25 时为超重；体重指数等于或大于 30 时为肥胖。体重指数因为对男女和各年龄的成人都一样，因而是最有用的人口水平超重和肥胖衡量标准。但是，它未必意味着不同个体的肥胖程度相同，因而应将其视为粗略的判断标准。

**2.** 对儿童而言，在对超重和肥胖做出定义时需考虑年龄因素。

（1）对 5 岁以下儿童：超重为身高比体重大于 WHO 儿童生长标准中位数的 2 个标准差；肥胖为身高比体重大于 WHO 儿童生长标准中位数的 3 个标准差。

（2）对 5～19 岁儿童与青少年做出的超重和肥胖定义如下：超重为年龄比身体质量指数大于 WHO 生长标准中位数的 1 个标准差；肥胖为年龄比身体质量指数大于 WHO 生长标准中位数的 2 个标准差（附表）。

**表 4-1　世界卫生组织 5～19 岁儿童与青少年体重指数标准**

| | 男性 | 女性 | 参考值 |
|---|---|---|---|
| 过轻 | 低于 20 | 低于 19 | 正常体重 18～25 |
| 适中 | 20～25 | 19～24 | 超重 25～30 |
| 过重 | 25～30 | 24～29 | 轻度肥胖>30 |
| 肥胖 | 30～35 | 29～34 | 中度肥胖>35 |
| 非常肥胖 | 高于 35 | 高于 34 | 重度肥胖>40 |

注：专家指出最理想的体重指数是 22。

### 三、超重与肥胖的原因是什么?

引起超重和肥胖的原因是多种多样的，主要有以下几个方面：

**1. 遗传**　在现实生活中，常可见到一些家族中很多人发生肥胖。有学者对肥胖患者家族史进行了调查，发现肥胖患者家族中有肥胖病史者占所有家族成员的 34.3%。

**2. 内分泌失调**　肥胖与内分泌功能密切相关，内分泌异常往往伴有继发性肥胖症，如体内胰岛素分泌增多、甲状腺功能减退、性腺功能减退等。脑炎、脑外伤、脑肿瘤或因长期注射某种激素，也常继发引起肥胖。

**3. 饮食**　饮食的习惯也是造成肥胖的一个主因，偏食多食，造成热量摄取过多，没有消耗，造成了肥胖的后果。

**4. 心理因素** 为了解除心情上的烦恼、情绪上的不稳定，不少人用吃来作为发泄方式，这也造成了肥胖。

**5.** 运动少。

**6. 生理因素** 男子到中年以后和女性到了绝经期后，由于各种生理功能减退、体力活动减少，而饮食未相应减量，往往容易造成体内脂肪的堆积而发胖。一些妇女在妊娠期间、哺乳期间营养较好，产后又未能及时参加体力劳动或进行身体锻炼，也会造成肥胖。

## 四、超重与肥胖是常见的吗？

世界卫生组织近年来所做的一些全球估计数字如下：

2014 年，有 19 亿 18 岁（含）以上成人超重。其中超过 6 亿人肥胖。

在 2014 年时全世界约有 13%的成人（男性 11%，女性 15%）肥胖。有 39%的 18 岁（含）以上成人（男性 38%，女性 40%）超重。

全球肥胖流行率在 1980 年和 2014 年之间翻了一倍以上。

2014 年，估计有 4100 万 5 岁以下儿童超重或肥胖。一度被视为高收入国家问题的超重和肥胖，如今在低收入和中等收入国家中呈上升发展趋势。在非洲，儿童超重或肥胖的人数几乎增长了一倍，从 1990 年的 540 万增加到 2014 年的 1060 万。2014 年，5 岁以下超重或肥胖的儿童中，近半数生活在亚洲。

在全世界，与超重和肥胖相关的死亡人数大于体重不足引起的死亡人数。全球的肥胖人数多于体重不足人数——每一个地区的情况都是这样，撒哈拉以南非洲和亚洲部分地区除外。

## 五、超重和肥胖引起的常见不良健康后果是什么？

身体质量指数升高（即肥胖）是罹患非传染性疾病的重大风险因素，如心血管疾病（主要是心脏病和脑卒中）；糖尿病；肌肉骨骼疾患（特别是骨关节炎——关节的一种高度致残退行性疾病）；某些癌症（包括子宫内膜、乳腺、卵巢、前列腺、肝脏、胆囊、肾脏和结肠）的发生也和肥胖有关。随着身体质量指数的升高，非传染性疾病的患病风险也随之提高。儿童期肥胖会使成年期肥胖、早逝和残疾出现的概率更大。但是，除了未来风险升高之外，肥胖儿童还会经历呼吸困难、骨折风险升高、高血压、心血管疾病的早期征兆、胰岛素耐受及心理问题。

## 六、如何预防肥胖的发生？

**1.** 适当减少膳食热量。摄入热量低于消耗热量，负平衡时体脂逐步分解，体重逐步下降。

**2.** 用低热值食品代替高热食品，用家禽肉、瘦肉代替肥肉。用鸡蛋、牛奶、豆制品代替糖多、油大的点心。巧克力、奶油冰激凌、糖果应不吃。

**3.** 在减少糖多、油大、热值高的食品的同时增加蔬菜、豆类、豆制品等，茎类蔬菜如芹菜、油菜、小白菜，瓜类蔬菜如冬瓜、西葫芦等。

**4.** 优先考虑消减主食。主食和肥肉一样吃得过多都会引起单纯性肥胖。

**5.** 逐步减少糖多、油大、营养价值不高的食品，如甜点心、油炸小吃、西式快餐、甜饮料等。

**6.** 补充各种维生素。不边看电视边吃东西。不饮酒。

**7.** 有氧锻炼，如步行、慢跑、有氧操、舞蹈、骑自行车、游泳、跳绳、爬楼梯等。

## 七、超重和肥胖对人体的危害有多大？

世界卫生组织最新预测表明，全世界成年人口中至少有 1/3 的人体重过重，几乎有 1/10 的人身体肥胖。另外，还有 4000 万五岁以下儿童体重过重。

肥胖的危害主要表现在对身体健康的影响。它可以与多种疾病相伴行，如腹腔、纵隔、胸壁和心脏周围脂肪大量堆积，可以显著加重内脏负担，从而影响到心肺功能和血液循环，出现头昏、头痛、气喘、心悸、多汗等。肥胖也是多种疾病的危险因素。也就是说，肥胖的人发生许多疾病的可能性大，如糖尿病、高血压、冠心病、高脂血症、脂肪肝、脑卒中、肾脏病、胆囊疾病、痛风症等。

肥胖还容易诱发诸多其他疾病，如睡眠窒息综合征、肥胖生殖无能症、多发性关节炎等。

研究发现，肥胖与有些癌症有关。高脂肪可导致结肠癌，还可以影响性激素的分泌，从而在女性容易发生乳腺癌和宫颈癌，在男性容易发生前列腺癌。另外，由于肥胖可能影响形体的美观，尤其对于年轻人来说，还可以引起自卑、焦虑、抑郁等相关心理问题。总之，肥胖不仅可以影响人体健康，还可能明显降低生活质量。

## 八、肥胖会引起冠心病吗？

医学研究表明，肥胖者心绞痛和猝死的发生率提高了 4 倍。有的学者提出，体重超过标准体重的 30%者，10 年之内发生冠心病的机会大大增加。这些都说明肥胖肯定会增加心脏的负担，造成心脏损害。

肥胖增加心脏负担的原因主要有以下几个方面

**1.** 血液总量增多。大家知道，正常人体的心脏就像一个水泵，不停地收缩和舒张，维持着血液的循环流动，人体血液的总量增多，就会增加心脏的工作负荷。肥胖者由于血液中储存了过多的脂肪，所以血液总量也相应地增加了很多。为了适应这种状态，心脏就会相应地增加收缩的力量，当心脏不堪重负时，它就无法再有效地泵血，造成血液积聚在心血管系统的状态，重者甚至出现明显的心功能衰竭。因此，肥胖增加心脏负荷的第一个原因是肥胖者血量增多。

**2.** 心肌收缩能力下降。肥胖者常有动脉粥样硬化和心肌脂肪堆积，心室肌肉可能发生代偿性肥厚，而肥厚的心肌的弹性就会下降，心脏本身得到的血液供应也不充足，结果造成心脏功能的进一步下降。

**3.** 合并其他疾病。众所周知，肥胖者容易患高血压、脂质异常症、血黏稠度高和糖尿病，这些合并症又可以进一步影响心脏，导致冠心病。具体来说，高血压者血管经常处于收缩状况，外周阻力增大；脂质异常症者动脉内壁容易出现脂斑，变得不光滑；高血糖者血液黏稠度增加；而高血黏稠度又可增加血液流动时的阻力，这些改变均可增加心脏的负担。所以，肥胖者容易发生心绞痛、心肌梗死和心律失常，甚至造成猝死。

由此看来，肥胖者的心脏实在是危机四伏，应该好好警惕、及时防治。有人发现，体重降低 10%，患冠心病的危险性减少 20%。

## 九、肥胖与高血脂是什么关系？

无论体型胖瘦，只有经过抽血化验才能判断血脂。血脂升高可能有内、外两方面原因。在临床上发现，高脂血症患者有近 50%肥胖，虽然摄入的脂肪不少，但是机体对糖类、脂类的代谢功能非常健全，这种人即使看起来肥胖，脂肪含量高，却并没有脂代谢异常，而有些人过于瘦，可能是因为患了糖尿病，造成脂代谢异常。这些人虽然体型看起来很瘦弱，但血脂常不正常。另外，还有一些遗传性的疾病，如家族性高脂血症是由于基因缺陷导致血脂出现异常。患有这种疾病的人，即使体型瘦弱，脂代谢也紊乱，总胆固醇或甘油三酯含量高。可见，不能想当然地认为“肥胖会得高血脂，体瘦不会患上高血脂”，是否会得该病与体内血脂的吸收、合成与转化是否异常有关。

## 十、肥胖会引起痛风吗？

通常肥胖是痛风的病因之一，饮食条件优越者易患此病。有资料统计痛风患者的平均体重超过标准体重 17.8%，并且人体表面积越大，血清尿酸水平越高，尿酸高是痛风的病因之一。肥胖者减轻体重后，血尿酸水平可以下降。

## 十一、膝关节疼痛和肥胖有关系吗？

人体的膝关节负担着全身的重量，正常的关节表面有一层软骨润滑保护，一旦磨损就会出现膝关节疼痛。肥胖的人体重大，所以膝关节负担也重，容易出现软骨磨损，造成膝关节的疾病。

## 十二、肥胖症会造成心理问题吗？

肥胖症会造成心理问题，甚至是心理疾病。肥胖通常引起的心理疾病主要有以下几种：

**1. 焦虑症**　即肥胖者长期处于精神过度焦虑的状态。

**2. 抑郁症**　心情极度低落和抑郁，一点小事就想不开，如丢了 10 块钱也能不开心半天。

**3. 双相障碍**　心情在狂躁高涨和极度低落消沉之间来回变动。

**4. 睡眠障碍**　如失眠、阻塞性睡眠呼吸暂停低通气综合征等。

以睡眠障碍为例，睡眠与肥胖的关系一直以来被研究得比较多。首先，睡眠不足本身容易引起肥胖，正常人每天需要的睡眠为 7～8 个小时，当每日睡眠不足 5 个小时，内脏脂肪会比正常人高出 32%；睡眠在 6～7 小时的，内脏脂肪会比正常人高出 13%，而睡眠超过 8 小时的，内脏脂肪会比正常人高出 22%。也就是说睡眠时间不是越多越好，过多或过少都会引起内脏脂肪的堆积。睡眠过多时，活动量减少；而睡眠过少时，人会容易疲倦，白天运动量也会减少，同时与食欲有关的激素受到影响，造成食量增加。

对于肥胖症患者，抑郁焦虑等负面情绪会影响睡眠质量，导致缺乏深度睡眠，睡眠时间过少，从而进一步加剧腹部脂肪堆积。

肥胖对睡眠的另一个影响还有阻塞性睡眠呼吸暂停低通气综合征（OSAHS）。阻塞性睡眠呼吸暂停低通气综合征是指以 7 小时/晚的睡眠为例，反复发作 30 次，每次 10 秒以上的呼吸暂停，从而危害身体健康和生命安全的症状。肥胖症患者是该综合征高发人群，其发病率是正常体重人群的 5～7 倍，阻塞性睡眠呼吸暂停低通气综合征人群里 70%是肥胖者。

## 十三、肥胖症患者如果因病要手术，有何影响？

影响很大，麻醉风险大。因为肥胖与众多内科基础性疾病相关，如糖尿病、心血管疾病、肺部疾病、代谢综合征、阻塞性睡眠呼吸暂停低通气综合征等，这些都影响麻醉安全、围手术期管理、术后管理与术后疗效等。面对肥胖症患者，麻醉和手术可能遇到的问题包括通气不足、缺氧和二氧化碳蓄积、气管插管困难、手术后苏醒延迟、椎管内麻醉失败等。另外，还有可能发生心肌梗死、脑卒中、呼吸衰竭、深静脉血栓、肺栓塞等并发症，因此必须高度重视。

## 十四、膳食减肥有何要求？

合理营养的关键在于“适度”，主要通过平衡膳食来实现。平衡膳食是指膳食中所含的营养素种类齐全、数量充足、比例适当。具体要求如下：

**1. 食物多样、谷物为主**　平衡膳食必须由多种食物组成，提倡广泛食用多种食物。

**2. 果蔬及薯类**　多吃蔬菜、水果和薯类，并多吃含丰富蔬菜、水果和薯类的膳食。

**3. 豆类及其制品**　含有丰富的蛋白质和维生素，含钙量较高，吸收利用率高。

**4. 动物性食物**　分为畜肉和禽肉两种。前者包括猪肉、牛肉、羊肉和兔肉等，后者包括鸡肉、鸭肉和鹅肉，经常吃适量的鱼、禽、蛋、瘦肉，少吃肥肉和荤油。

**5. 纯热能食物**　是指日常生活中常食用的精制动、植物油脂（包括花生油、大豆油、芝麻油、猪油、牛油等），糖类（如白砂糖）和酒类（白干、烧酒等）

## 十五、能利用心理治疗来医治肥胖症吗？

能利用心理治疗来医治肥胖症。对于肥胖症的治疗，首先要了解病因，由其他疾病引起者要积极治疗原发病，由情绪因素引起者可进行心理治疗，其重点在于消除患者的消极情绪反应和人格方面的问题，训练患者学会识别饱足信号、执行减肥计划。此外，还要注重体育锻炼，增加运动量。

## 十六、肥胖有哪些并发症？

肥胖的并发症包括：①糖尿病。②高血压。③血脂异常。④冠心病。⑤脂肪肝。⑥脑卒中。⑦痛风。⑧白内障。⑨其他。

## 十七、不良饮食习惯和超重和肥胖的关系是什么？

**1. 摄食过量是形成肥胖的主要原因** 众多肥胖者，自幼形成了饱腹习惯，平日习惯性进食大量食物，也许很多时候并不是因为饥饿，而只是一种习惯，他们往往视进食美味为一种享受。

**2. 饮食结构不合理** 与高脂肪、高糖（碳水化合物）、三餐饮食能量分配不合理有关。

（1）高脂食物：肥胖患者多偏爱肥肉、动物内脏、油炸、奶类等高脂肪饮食，易使热量摄入增加。

（2）高糖食物：糖由碳、氢、氧等元素组成，统称为碳水化合物。日常生活中的白糖、红糖和葡萄糖属于单糖和双糖，淀粉属于多糖。三大营养素中，碳水化合物饱腹感低、易吸收，可增加食欲，肥胖者较多喜食甜食和淀粉等碳水化合物。

有人问："只吃馒头为什么也会发胖？"这是因为碳水化合物除了供给人能量消耗外，多余的会转化为脂肪储存。如果一个人每天摄入的能量超过消耗的能量，哪怕只是糖类，结果也是日见增重。

**3. 三餐饮食能量分配不合理** 一日三餐能量分配不合理也是超重的原因之一。一些肥胖者早餐不吃，中餐多丰盛，晚餐过饱，而人的代谢以上午最旺盛，下午逐渐减慢，到晚上最低，特别是睡前加餐易使多余的能量储存在体内。有的人一日三餐不能按时进餐，甚至会把三餐集中在晚上，进食高脂肪、高蛋白且量又很大，吃饭后缺少运动，久之即易发胖。

**4. 烹调方法不当** 肥胖患者较偏爱油煎、炸的食品，煎炸食品含脂肪较多，并刺激食欲，是肥胖的原因之一。

**5. 其他**（零食、饮酒） 肥胖患者除了加强运动、注意心理平衡外，提倡平衡膳食，注意某些营养物质的摄入。平时应改变不良的饮食习惯，做到不偏食、不挑食、更不能盲目限食、节食，注意荤素搭配，多吃新鲜水果和蔬菜，特别是绿叶菜。

## 十八、一周节食 5 天，体重却不见减轻，为什么？

从周一至周五一直在节食，但是周六、周日想吃什么就吃什么。如果是这样，体重下不来是可能的。减肥的关键在于创造热量赤字，即热量的支出大于摄入。如果周一至周五每天少摄入 500 卡（1 卡≈4.19 焦耳）的热量，5 天就会少摄入 2500 卡的热量，但由于周六、周日可能把这个赤字全补回来，甚至超出。如果一顿吃一个汉堡、一份鸡翅、一杯可乐、一只冰淇淋，前 5 天的努力可能就白费了。剩下的热量和脂肪自然就会堆积在身体里。因此，节食计划不应该是阶段性的，而是要持之以恒，尤其需要避免的是暴饮暴食。

## 十九、肥胖的人能做吸脂减肥吗？

吸脂术是一种新的减肥方法，利用负压吸除皮下过多的肥大脂肪细胞，从而改善体型，达到健美的目的。这是一种运用外科手术，通过小切口（一般为 0.5cm 左右）在脂肪层插入抽吸管，接负压吸引器抽吸体内脂肪，能有效治疗肥胖。腹部抽吸后腹围能缩小 4～5cm，最理想的能达到 8～10cm。抽吸后利用皮肤弹性回缩力再加上弹力紧身衣塑形，可以立竿见影地收到减肥的效果。

哪些人适合做吸脂术呢？一般来说局部脂肪堆积或以局部堆积为主的轻、中度肥胖及皮肤弹性良好的年轻人适合吸脂术。就部位而言，腹部、腰部、臀大腿内外侧、颏颈部、上臂外侧及肩部适合吸脂术。但是吸脂术毕竟属于外科手术范畴，所以必须经过医生检查同意，方可考虑接受该术，并要做好充分的准备工作。

还需指出的是，吸脂术虽然吸出了多余的脂肪细胞，在一定程度上减少了肥胖，但如果不节制饮食、不加强体育锻炼、术后过一段时间，又会发生脂肪堆积。因此，要想体形健美，只有科学饮食，坚持体育锻炼，必要时采用手术性减肥方法，综合地防治肥胖的发生，才能达到体型美的完美状态。

## 二十、怎样做运动能到达有效减肥的效果？

**1. 运动前补充点儿蛋白质** 蛋白质能瞬间提高身体的活力。如果在锻炼前的 90 分钟吃一份含优质蛋白质的食物，如鸡蛋、芝麻、核桃仁等，进行同样的举重练习，负荷能力会有所提高，身体所燃烧的热量自然比往常多。不过进食与运动时间不宜太近。

**2. 运动要有多样性**　每次去健身中心都做一模一样的练习，同样的运动量，所燃烧的脂肪会一次比一次少。这就是每次减肥都是前期效果比较好的原因。如果今天选择慢跑，明天就该试试有氧操或游泳，最重要的是定期变换，给身体不同的刺激，消耗的热量也会直线上升。

**3. 保持训练间隔**　人要连续运动15～20分钟及以上，脂肪才会开始消耗。减少脂肪的最佳方法是把运动时间尽可能拉长。试试间隔训练，把运动计划分几段完成，如在健身车上以7km/h的速度练习2分钟，然后以5km/h的速度练习2分钟，再回到7km/h，如此练习45分钟。

**4. 健康合理饮食**　多食素食，少食肉类和淀粉类食物，但是不可过分节食，否则会伤害身体。建议可以用决明子、茯苓、黑乌龙等组方为决乌汤，茯苓可以起到健脾胃护肝的作用，经常饮用决乌汤不但不影响饮食和身体健康，还有助于去脂排毒，可以起到事半功倍的效果。

**5. 运动前热身**　脂肪的消耗需要一个漫长的过程，感到全身发热并且微微出汗时，脂肪才刚刚进入燃烧状态，而这个过程需要15～20分钟，也就是热身。简单来说，骑30分钟自行车，但前面20分钟属于“白练”。先做一些力量训练，肌肉是人体的发热器，10分钟就能完成热身，这样，当开始骑自行车后的整个过程都在燃烧脂肪。

**6. 在上午运动**　脂肪是个欺软怕硬的东西。当你感到疲倦，它就会在你身体里肆无忌惮地堆积；相反，精神饱满时它就无所遁形。运动学家认为，上午做运动能让一整天的新陈代谢都处于较高水平。身体越有活力，消耗的热量自然也就越多。春季相对空气较差，7点以后锻炼能避开空气污染的高峰期。

**7. 集中注意力**　意念是很神奇的，特别是在运动的时候。在进行运动时，应集中注意力。如果锻炼到身体的某部分肌肉，那么全身的注意力和感觉也应该重点放在该部位，锻炼效果会更好。进行腿部运动时，结合动作，将注意力重点放在腹肌、臀肌上，如此能提升这些肌肉的力量，让你的步伐更加坚定有力。

**8. 有意识地多运动一下上臂**　在跑步时大幅摆动手臂，这样做能让你在消耗相同体力的情况下，完成全身运动，上下身同时发热，产生1+1＞2的效果。正确的摆臂动作：手肘大约弯曲90°，手臂摆动的幅度，应该从臀后15～20cm，向前到胸部的高度即可。

**9. 用鼻子呼吸**　运动时，通过鼻子来吸气和呼气，而不是嘴巴，这样能稳定心率。要知道，当心跳到达一定的速率，人体就会感到喘不上气，产生放弃的念头。相对地，控制心率能提高身体耐力，有效延长15～20分钟的运动时间，燃烧更多卡路里。刚开始时你会觉得不适应，别泄气，练习6～8次之后就会慢慢习惯。

**10. 在沙滩上做运动**　这个消耗更多热量的法则简单好记：运动场地的地面越柔软，可能消耗的热量就越多。如在沙滩、草地上快走或慢跑，会比在硬地上做同样运动更有效。最柔软的是水，所以水中运动所消耗的热量也最大，在自己的浴缸里尝试踏步，你就会明白。

运动后注意事项：运动后30分钟内不能进食。因为此时胃肠血管处于收缩状态，吃东西会影响消化。运动后机体呈酸性，所以要多吃蔬果类等碱性食品。运动后不能大量饮水，因为水分经肠胃吸收进入血液后，会增加血液循环量，造成心脏负担。另外饮用水的温度应该控制在8～14℃，每小时不超过800ml。

**11. 建立健康的生活方式**　合理营养，积极锻炼，充足的睡眠，善于调节心理压力，保持稳定情绪；不吸烟、不吸毒、不酗酒。

## 第二节　脂　肪　肝

### 一、什么是脂肪肝？

由于疾病或药物等因素导致肝细胞内脂质积聚超过肝湿重的5%，称为脂肪肝（fatty liver）。脂肪肝是遗传—环境—代谢应激相关因素所致，病变主体在肝小叶，以肝细胞脂肪变性为主的广谱的临床病理综合征，是全身性疾病在肝脏的一种病理改变，而不是一个独立的疾病，包括脂肪变性、脂肪性肝炎和肝硬化等病理改变。根据脂肪含量，可将脂肪肝分为轻型（含脂肪 5%～10%）、中型（含脂肪 10%～25%）、重型（含脂肪 25%～50%或＞30%）三型。相关综合征包括：代谢综合征，胰岛素抵抗综合征，肥胖综合征，多危险因素综合征等。

## 二、脂肪肝有哪些分类？

酒精性脂肪肝、糖尿病脂肪肝、肥胖性脂肪肝、营养不良性脂肪肝、药物性及毒物性脂肪肝。

## 三、为什么会形成脂肪肝？

**1. 肥胖性脂肪肝** 由于营养过剩，肝脏周围脂肪组织过多，肝脏动员和利用脂肪的能力减退或发生脂肪的代谢产物脂肪酸分泌，排泄障碍，最终导致脂肪在肝内堆积。

**2. 酒精性脂肪肝** 75%～95%慢性嗜酒者有不同程度的脂肪肝。

**3. 糖尿病性脂肪肝** 胰岛素依赖型糖尿病的患者患脂肪肝的概率较低，约为 4.5%。非胰岛素依赖型糖尿病的患者患脂肪肝的概率较高，可达 37%。

**4. 营养缺乏性脂肪肝** 因长期厌食、节食、偏食、素食、吸收不良综合征及胃肠旁路手术等原因，造成人体缺乏营养而消瘦，需要经常动用组织中的脂肪，但又不能在肝脏内实现正常转化，以致脂肪在肝内堆积导致脂肪肝形成。

**5. 药物性及毒物性脂肪肝** 长期服用某些药物如生长激素、肾上腺皮质激素、四环素、抗肿瘤药、四氯化碳、苯、砷、铝等，可引致脂肪肝的发生。

## 四、脂肪肝的脂肪来自何方？

1. 葡萄糖可以在肝脏中转化为脂肪。
2. 食物内脂肪的消化、吸收与贮存。
3. 身体外周贮存脂肪动员并向肝脏转移。
4. 肝脏内脂蛋白合成和排出障碍。
5. 肝脏脂肪酸氧化分解障碍，脂肪堆积。

## 五、脂肪肝有哪些表现？

脂肪肝的临床表现多样，轻度脂肪肝多无临床症状，仅有疲乏感，多数脂肪肝患者较胖。脂肪肝患者多于体检时偶然发现。中、重度脂肪肝有类似慢性肝炎的表现，可有食欲缺乏、疲倦乏力、恶心、呕吐、肝区或右上腹隐痛等。肝脏轻度肿大可有触痛，质地稍韧、边缘钝、表面光滑，少数患者可有脾大和肝掌。当肝内脂肪沉积过多时，可使肝被膜膨胀、肝韧带牵拉，而引起右上腹剧烈疼痛或压痛、发热、白细胞计数增多，误诊为急腹症而做剖腹手术。此外，脂肪肝患者也常有舌炎、口角炎、皮肤瘀斑、四肢麻木、四肢感觉异常等末梢神经炎的改变。少数患者也可有消化道出血、牙龈出血、鼻衄等。重度脂肪肝患者可以有腹腔积液和下肢水肿、电解质紊乱如低钠、低钾血症等，脂肪肝表现多样，遇有诊断困难时，可做肝活检确诊。

## 六、脂肪肝有什么危害？

1. 对肝脏的危害：脂肪肝是肝脏脂代谢失调的产物，同时又是加重肝脏损伤的致病因素，这是一种互为因果、恶性循环的发展。肝细胞中脂滴增多，使肝细胞脂肪变性。肝脏肿大常见，表现为轻度至高度肿大，但有时亦可见到重度脂肪肝在临床上无肝大。长期的肝细胞变性会导致肝细胞再生障碍和坏死，进而形成肝纤维化、肝硬化。

2. 对心血管的危害：合并有脂肪肝代谢异常，可促进动脉粥样硬化的形成，还可诱发和加重高血压，冠心病。

3. 诱发或加重糖尿病，降低人体免疫力功能、影响人的消化吸收功能，诱发胆囊疾病，降低生活质量。

**4.** 其他表现：由于维生素缺乏，可伴有贫血、舌炎、外周神经炎以及神经系统症状。重症脂肪肝患者可以有腹水和下肢水肿，还可有蜘蛛痣、男性乳房发育、睾丸萎缩、阳痿，女子有闭经、不孕等。

## 七、肥胖和脂肪肝之间有什么关系？

肥胖与脂肪肝的关系比饮酒与脂肪肝的关系更为密切。肥胖者即使没有其他伴发疾病，非酒精性脂肪肝的发生率也很高。

## 八、脂肪肝和血脂高有关系吗？

脂肪肝是由脂肪（主要为甘油三酯）在肝脏内过多沉积所致。脂肪肝发生的原因有许多，常见的有：单纯性肥胖、营养不良、糖尿病、酒精中毒、高脂血症等。此外，内分泌障碍、接触有毒化学物质、激素类药物、妊娠、小肠分流术后、长期胃肠外营养、肿瘤患者化学药物治疗后，以及做放射治疗所致的放射性肝炎等均可引起脂肪肝。总之，脂肪肝的发生确实与高脂血症有关，但也有相当多的脂肪肝患者血脂并不升高。

## 九、如何诊断脂肪肝？

诊断脂肪肝的主要手段有血液检查（如肝功能），影像学检查（如 B 超、CT 和 MRI），肝活检是确诊脂肪肝的重要方法。

## 十、脂肪肝的高危因素？

**1.** 肥胖：身体内脂肪过度蓄积以致威胁健康的疾病。

**2.** 饮酒：长期过度饮酒，通过乙醇本身和它的衍生物乙醛可使肝细胞反复发生脂肪变性、坏死和再生。

**3.** 有糖尿病、高脂血症、怀孕、高尿酸血症等。

**4.** 不良饮食习惯的人：长期喜欢吃肥肉、油炸、油煎食品等。

**5.** 不喜欢运动，经常久坐的人。

**6.** 经常接触工业毒物的工人。

**7.** 经常服用有肝损害药物的人。

此外，脂肪肝的危险因素还有化学因素、营养因素、内分泌代谢因素、生物性致病因素、遗传因素等。

## 十一、如何通过饮食改善脂肪肝？

脂肪肝饮食治疗的原则主要为适宜的热量摄取，合理分配三大营养要素并兼顾其质量，适当补充维生素、矿物质及膳食纤维，戒酒和改变不良饮食习惯。调整饮食是治疗大多数慢性脂肪肝的基本方法，也是预防和控制脂肪肝进度的重要措施。饮食疗法应根据患者理想的目标体重，正确调整每天热量的摄入和科学分配各种营养要素，坚持合理的饮食制度。瘦肉、鱼类、蛋清及新鲜蔬菜等富有含亲脂性物质的膳食，有助于促进肝内脂肪消退，高纤维类的食物有助于增加饱感及控制血糖和血脂，对于营养过剩性脂肪肝尤其重要。值得注意的是，脂肪肝患者饮食中仍要含适量的脂肪，并注意适当控制糖类的摄入。因为适量脂肪摄入为人体健康所必需，即使摄入不含脂肪的食物，机体仍可利用糖类及氨基酸前身物质合成脂肪；而摄入过多糖类，特别是富含单糖或双糖的甜食，可增加胰岛素的分泌促使糖转化为脂肪。对于酒精性肝病、恶性营养不良和蛋白质–热量营养不良引起的脂肪肝及脂肪肝性肝硬化，特别应强调采取补充足够的优质蛋白及热量的营养支持疗法。蛋白质摄入不足可加剧肝内脂肪沉积，而高蛋白饮食可增加载脂蛋白，特别是极低密度脂蛋白（LDL）的合成，有利于将脂质顺利运出肝脏，减轻脂肪肝，有利于肝细胞功能恢复和再生。因此，脂肪肝患者每天蛋白质的摄入量不宜低于 60g，素食者植物蛋白摄入量不应低于 80g/d，但糖尿病性脂肪肝兼有肾病的患者蛋白质摄入量不宜过多。总之，应根据患者不同的病因和病情来制订不同的饮食治疗方案，并在病情变化时及时进行调整。

## 十二、脂肪肝有何严重后果?

有的人觉得自己得了脂肪肝没什么大不了的。但让它任意继续发展，继续胡吃海喝，到最后变成脂肪性肝硬化就后悔莫及了。脂肪肝发展三个阶段：脂肪肝、脂肪性肝炎、脂肪性肝纤维化和脂肪性肝硬化，严重脂肪肝时可诱发广泛肝细胞坏死甚至肝功能衰竭。

## 十三、脂肪肝可以完全好转吗?

脂肪肝三个阶段是可以逆转的，一旦发展成为肝硬化，其病情就会加重，难以逆转。因此，及时发现、及时治疗脂肪肝，对于控制病情、恢复健康非常重要。只要注意合理饮食、增加体育锻炼、早期适当治疗，预后还是良好的。

## 十四、脂肪肝应控制少食的食品有哪些?

脂肪肝患者最好少食猪、牛、兔肉，可吃鱼和禽蛋，鸡蛋黄每天应不超过 1 个半。

烹调时尽量少用油，只用橄榄油、葵花籽油、豆油、芝麻油、菜籽油等植物油，忌用动物油，每天油量最好不超过 10g，忌食煎炸食品，多用蒸、煮、炖、熬、拌等烹调法。

## 十五、脂肪肝应多食的食品有哪些?

**1. 燕麦** 含有亚油酸和皂苷素，可降低血清胆固醇、甘油三酯，通便。

**2. 银耳** 含丰富的蛋白质、脂肪、膳食纤维、微量元素、胶质及银耳多糖。银耳多糖不仅能改善人的肝、肾功能，还能降低血清胆固醇、甘油三酯，促进肝脏蛋白质的合成，增强人体免疫力。

**3. 玉米** 含丰富的钙、硒、卵磷脂和维生素 E 等，均具有降低血清胆固醇的作用。

## 十六、脂肪肝可以发展为肝硬化吗?

脂肪长期在肝内过度蓄积，肝细胞严重肿胀、炎细胞浸润，导致正常的肝小叶结构破坏，肝脏通过纤维组织增生来进行修复，这种纤维沉积越来越多，肝纤维化就可能发展为肝硬化。脂肪性肝硬化是脂肪肝病情逐渐发展到晚期的结果。近年来，随着酒精性肝病和非酒精性肝病的增多，脂肪性肝硬化已占到中国肝硬化病因的第二位（第一位是病毒性肝炎及肝硬化）。在酒精性肝炎中肝硬化的发生率为 50%以上，少部分非酒精性脂肪肝也会发展成为肝硬化。

## 十七、是否所有的脂肪肝都需要药物治疗?

目前没有单一治疗脂肪肝的特效药物。脂肪肝是否需要治疗和如何治疗，需要经过医生进行专业的评估才能决定。转氨酶升高常常意味着肝脏已经存在炎症损伤，是需要特别重视并且系统治疗的。转氨酶正常的脂肪肝患者常常被称为"单纯性脂肪肝"，看起来无需治疗，但是这些患者中仍有部分会发展为肝纤维化和肝硬化，因此仍需要经过仔细评估后，才能确定是否需要治疗。

## 十八、单纯减肥是否可以治疗脂肪肝?

脂肪肝的治疗非常复杂。需要根据每位患者的具体病情确定个体化治疗方案，并且根据严重程度确定治疗目标。例如，患者是否肥胖、是否合并糖尿病及糖耐量异常、高脂血症、高血压、冠心病等。治疗主要分为基础治疗、肝脏病治疗及合并症治疗。减肥只是基础治疗的手段之一。

## 十九、脂肪肝的基础治疗包括哪些?

基础治疗主要包括饮食控制（低脂饮食、均衡营养等）、运动疗法（有氧运动为主）。特别需要注意的是，在饮食控制过程中，要进行营养的合理搭配，并且避免一些常见的误区。最常见的就是对蛋白质摄入的过度控制，导致机体蛋白质的丢失超过脂肪的减少，从而出现身体素质的下降。各种强度的运动均有利于健康，但是特殊人群的运动需要在医生或者健康管理师指导下进行，如合并骨关节疾病、心血管疾病、糖尿病、过度肥胖者等。

## 二十、治疗脂肪肝要注意什么？

在治疗中应注意以下几点：①健康宣传教育，改变生活方式，针对原发病和危险因素分别予以治疗，如减肥、合理控制血糖和血脂、纠正营养失衡等，调整饮食和运动，控制体重，减少腰围。②改善胰岛素抵抗，纠正代谢紊乱。③减少附加打击以免加重肝脏损害。例如，避免体重急剧下降，避免接触肝毒性物质，严禁过量饮酒。④必要时辅助应用保肝药物。

## 二十一、肥胖性脂肪肝通过减肥对肝脏的影响有哪些？

**1.** 减肥可使肥胖相关氨基转移酶异常恢复正常。

**2.** 减肥对肝炎后脂肪肝以及病毒性肝炎合并脂肪肝亦有良好治疗效果。

**3.** 减肥方法不当、速度过快可诱发或加剧脂肪肝肝炎、纤维化及营养不良和胆石症。

## 二十二、如何预防脂肪肝？

**1. 合理膳食**　每日三餐膳食要调配合理，做到粗细搭配营养平衡，足量的蛋白质能清除肝内脂肪。

**2. 适当运动**　每天坚持体育锻炼，可视自己体质选择适宜的运动项目，如慢跑、打乒乓球、打羽毛球等运动。要从小运动量开始循序渐进逐步达到适当的运动量，以加强体内脂肪的消耗。

**3. 慎用药物**　任何药物进入体内都要经过肝脏解毒，在选用药物时更要慎重，谨防药物的不良反应，特别对肝脏有损害的药物绝对不能用，避免进一步加重肝脏的损害。

**4. 心情要开朗**　不暴怒，少气恼，注意劳逸结合等也是相当重要的。

# 第三节　高尿酸血症

## 一、什么是高尿酸血症？

高尿酸血症（HUA）是一种代谢性疾病，主要由体内嘌呤代谢紊乱和（或）尿酸排泄障碍所致。在正常嘌呤饮食状态下，非同日两次空腹血尿酸水平男性高于420μmol/L，女性高于360μmol/L，可诊断为高尿酸血症。

## 二、检查尿酸有什么特殊的要求吗？

尿酸的检查比较方便，只要进行抽血检查就可以，而且这个检查不管是否进食都可以随时检查。

## 三、高尿酸血症是什么原因引起的？

尿酸是嘌呤代谢的最终产物，高尿酸血症通常是体内尿酸代谢出现异常所致，嘌呤代谢紊乱或肾脏排泄尿酸减少均可引起高尿酸血症。又以饮食摄入为诱因。如暴饮暴食、酗酒、过度疲劳、精神紧张等，都会引起高尿酸血症。

## 四、高尿酸血症有哪些危害？

高尿酸血症除可引起痛风，还与心血管疾病、2型糖尿病、血脂异常、胰岛素抵抗及肥胖症等的发生、发展密切相关，增加发生多种心血管病及相关疾病（代谢综合征、2型糖尿病、高血压、心血管事件及死亡、慢性肾病等）的风险。

## 五、血尿酸升高可出现的并发症有哪些？

**1.** 沉积于关节→痛风性关节炎→关节变形。

**2.** 沉积于肾脏→痛风性肾病、尿酸结石→尿毒症。

**3.** 刺激血管壁→动脉粥样硬化→加重冠心病、高血压。

**4.** 损伤胰腺B细胞→诱发或加重糖尿病。

## 六、存在高尿酸血症就一定会发生痛风吗？

血尿酸升高是痛风发生的基础和最直接的危险因素。血尿酸浓度越高，发生痛风的可能性越大。

虽然在高尿酸血症的患者中，10%～20% 将发展为痛风，但大多数高尿酸血症并不发展为痛风。因此高尿酸血症不能等同于痛风。

## 七、有关节肿痛症状，检查血尿酸高就是痛风吗？

引起关节肿痛的原因很多，需要专科医生具体判断。即使检查出血尿酸升高，不一定就是痛风发作，许多高尿酸血症患者可终生不发生痛风性关节炎。只有特征性关节炎伴高尿酸血症时，才有助于痛风的临床诊断。另外急性痛风性关节炎可能和感染同时存在，因此，在怀疑存在关节感染时，即使痛风性关节炎诊断成立，也应同时行关节液培养，明确是否合并感染性关节炎。

## 八、痛风发作时尿酸一定升高吗？

约有 30%～40% 的患者在痛风的急性发作期血尿酸值是在正常范围之内的。因此不能单纯因为尿酸不高就排除痛风的发作。这就需要专科医师的临床经验。如果的确是痛风发作，即使尿酸在正常范围，也要按痛风处理。

## 九、尿酸越高，痛风越严重吗？

得了痛风以后，血尿酸是大家非常关心的一项检查指标。从理论上，血尿酸水平越高. 越容易引起痛风性关节炎发作；关节的炎症反应越严重，全身症状（如发热、肌肉酸痛）也更明显。但在临床上，情况并不完全如此。有的患者关节炎发作非常严重，但血尿酸可以接近或完全正常；有的患者血尿酸水平明显升高，但并没有痛风性关节炎发作；也有的患者血尿酸在痛风发作期不高，反而在间歇期升高。由此可见，并不是尿酸越高，痛风越严重。

## 十、高尿酸血症患者可以喝酒吗？

不管白酒、红酒、黄酒还是啤酒，主要成分都是乙醇，而乙醇会延缓尿酸排泄，导致尿酸堆积，诱发痛风。啤酒里面含有大量可以转化为尿酸的物质。简单来讲就是喝酒会导致尿酸进得多、出得少，会诱发或加重痛风发作。因此高尿酸血症的患者需要戒酒。

## 十一、高尿酸血症患者应该如何饮水？

每日应该坚持饮水 2000～3000ml（4～6 瓶 500g 的矿泉水），每天的尿量则应保持在 1500ml 左右，以利于尿酸的排出。平时要经常主动饮水，不要等口渴了再暴饮，也不宜在饭前短时间内和饭后立即饮用大量水。饮水的最佳时间是两餐之间、晚间（晚餐后 45 分钟至睡前这一段时间）、清晨（起床后至早餐前半小时）。

## 十二、高尿酸血症患者的饮食原则是什么？

**1.** 应避免含嘌呤高的食物，如动物内脏、沙丁鱼类、浓肉汤等。

**2.** 选用合理的食物烹调方法，可以减少食物中的嘌呤量，降低痛风病的发病率，如将肉食先煮，弃汤后再行烹。

## 十三、高尿酸血症患者如何吃豆制品？

同等重量的前提下，干豆类的嘌呤含量与瘦肉类相似，所以实际上，同等重量湿豆的嘌呤含量低于肉类，而在豆制品加工、制作、烹饪过程中，有相当一部分嘌呤会溶解于水中而被去除，所以，吃同样重量的豆制品，摄入的嘌呤比直接吃黄豆少得多。另外豆制品与肉类中的嘌呤组成种类也有很大的差别，即使摄入和肉制品相同量的豆制品，其代谢生成的尿酸也相对较少。因此不必对豆制品望而生畏，适量摄入豆制品不会引起机体血尿酸水平升高及痛风发作。在食用豆制品前经热水浸泡漂洗，也可进一步减少嘌呤的摄入。

## 十四、高尿酸血症患者生活上要注意什么？

**1.** 肥胖者减肥，尽量恢复正常体质量指数，提倡健康饮食，适当运动。

**2.** 戒烟，各种甜饮料也尽量少喝。

**3.** 烧菜时最好采用蒸、煮、炖、焖、拌等，减少油炸、煎等方法，减少烧菜使用的油量，避免使用动物油；另外注意各种看不见的脂肪，如各种甜糕点、花生、瓜子、开心果、核桃等。

**4.** 减少如盐、酱油、鸡精等含盐调味品的使用，尽量选择新鲜的食品，少吃咸蛋、熏肉、腌鱼、咸菜、霉豆腐等。

### 十五、高尿酸血症患者只要严格控制饮食就可以避免痛风发作吗?

饮食控制并不能完全纠正高尿酸血症或避免痛风的发作。因为血尿酸的升高，是尿酸生成过多或（和）尿酸排泄不良的结果。如果经过严格的饮食控制仍然不能使得尿酸正常或仍然有痛风的发作，就需要使用药物治疗。

### 十六、高尿酸血症使用降尿酸药物是不是会有依赖性?

害怕药物依赖，这是一种错误的理解。降尿酸的药物没有依赖性和成瘾性，不会因为停用而使身体不适应，但如果是因为使用药物才能使尿酸正常的患者，停药后可能会出现尿酸的上升。这是由于身体本身就存在尿酸代谢异常，体内经过自身调整已经不能纠正这种异常，而需要长期服用药物来调整。

### 十七、尿酸越低越好吗?

尿酸是机体嘌呤的代谢终产物，正常浓度的尿酸具有抗氧化的作用。尿酸过高或过低都可能增加心血管疾病的风险，因此尿酸并不是越低越好，而是需要控制在合适的范围内。

### 十八、治疗高尿酸血症，西药是不是有副作用?

西药的效果是肯定的。只要掌握得当，严格观察，不一定会出现不良反应，不必过分担心。据报告某些中药具有抗炎、镇痛、活血、消肿和降低血尿酸的作用，但具体效果并不确切。至于其他市场上有关降尿酸的保健品成分不清，不要滥用。为了增加疗效，一些号称纯天然、纯中药的产品中也可能非法添加西药，而且用量超过安全范围，这样的产品可能对治疗有效果，但却存在明显的安全隐患，不建议使用。

### 十九、常见可引起尿酸升高的药物有哪些?

噻嗪类利尿剂、烟酸、阿司匹林、复方降压片、吡嗪酰胺、硝苯地平、普萘洛尔等长期使用可能造成尿酸升高，在权衡利弊后应该尽量避免。但小剂量阿司匹林作为心血管疾病的防治手段不建议停用。

## 第四节　高 脂 血 症

### 一、高脂血症的定义

由于脂肪代谢或运转异常使血浆一种或多种脂质高于正常称为高脂血症，脂质不溶或微溶于水必须与蛋白质结合以脂蛋白形式存在，因此，高脂血症常为高脂蛋白血症（hyperlipoproteinemia），表现为高胆固醇血症、高甘油三酯血症或两者兼有，可直接引起一些严重危害人体健康的疾病，如动脉粥样硬化、冠心病、胰腺炎等。高脂血症可分为原发性和继发性两类。

### 二、引发高脂血症的危险因素有哪些?

原发性高脂血症与先天性和遗传因素有关，是由单基因缺陷或多基因缺陷，使参与脂蛋白转运和代谢的受体、酶或载脂蛋白异常所致，或由环境因素（饮食、营养、药物）和通过未知的机制而致。继发性高脂血症多发生于代谢性紊乱疾病（糖尿病、高血压、黏液性水肿、甲状腺功能低下、肥胖、肝肾疾病、肾上腺皮质功能亢进），或与其他因素年龄、性别、季节、饮酒、吸烟、饮食、体力活动、精神紧张、情绪活动等有关。

### 三、我国人群血脂合适水平是多少？怎样进行危险分层?

血脂水平受人群的生活方式及饮食习惯影响较大，也与性别、年龄等有关。故目前不主张使用

“正常值”的概念，而是根据血脂水平对心血管病的发生和发展的影响来提供一个合适的范围。《中国成人血脂异常防治指南》提出的我国人群的血脂合适水平如下：血清总胆固醇（TC）合适范围为＜5.18mmol/L，TC 5.18～6.19mmol/L 为边缘升高，TC≥6.22mmol / L 为升高；甘油三酯（TG）合适范围为＜1. 7mmol/L，TG 1.70～2.25mmol/L 为边缘升高，TG≥2.26mmol/L 为升高；低密度脂蛋白胆固醇（LDL-C）合适范围为＜3. 37mmol/L，LDL-C 3.37 ～4.12mmol/L 为边缘升高，LDL-C≥4.14mmol/L 为升高；高密度脂蛋白胆固醇（HDL-C）合适范围为≥1. 04mmol/L，HDL-C ＜1.04mmol/L 为降低。

血脂异常危险分层见表 4-2。

**表 4-2 血脂异常危险分层**

| 危险分层 | TC 5.18～6.19mmol/L，LDL-C 3.37～4.12mmol/L | TC≥6.22mmol/L，LDL-C≥4.14mmol/L |
|---|---|---|
| 无高血压且其他危险因素＜3 | 低危 | 低危 |
| 高血压或其他危险因素≥3 | 低危 | 中危 |
| 高血压且其他危险因素≥1 | 中危 | 高危 |
| 冠心病及其他危症 | 高危 | 极高危 |

注：危险因素包括年龄，吸烟，低 HDL-C，肥胖和早发缺血性心血管病家族史。

## 四、检查血脂时要做哪些准备？

**1. 第一大准备：禁食** 抽血当天不要吃早饭，而且必须空腹 12 小时以上。这主要是为了防止待测者在就餐后血液中脂质和脂蛋白的成分和含量发生变化。例如，吃过脂肪类食物，血液中会出现乳糜微粒，同时甘油三酯含量也会增高，这时测的话显然和空腹时测得的血脂数值“大相径庭”。这会持续 6～8 小时，一直到 12 小时以后才慢慢地恢复到原来空腹的基础水平。除了脂类食物外，碳水化合物如米饭、馒头等，也可引起脂质和脂蛋白含量的变化，但变化的程度不像脂肪那么明显。所以为了使检查比较准确，一定要做到抽血检查时已保持空腹 12 小时以上。

**2. 第二大准备：状态不佳慎查** 人的血脂水平会随一些生理及病理状态变化而变化，如创伤、急性感染、发热、妇女月经、妊娠等都会影响血脂水平。因此在生理和病理状态比较稳定的情况下进行化验得出的结果比较准确。

**3. 第三大准备：留心你吃的药** 有的药物也会使血脂水平变高或变低。例如，避孕药、β 受体阻滞剂、某些激素类药物等都可能影响血脂水平，因此如果你在测血脂时正在服用某种药物，务必告知医生。

## 五、高脂血症的诊断标准是什么？

**1. 高胆固醇血症** 血清总胆固醇含量增高，超过 5.72mmol/L，而甘油三酯含量正常，即甘油三酯＜1.70mmol/L。

**2. 高甘油三酯血症** 血清甘油三酯含量增高，超过 1.70mmol/L，而总胆固醇含量正常，即总胆固醇＜5.72mmol/L。

**3. 混合型高脂血症** 血清总胆固醇和甘油三酯含量均增高，即总胆固醇超过 5.72 mmol/L，甘油三酯超过 1.70mmol/L。

**4. 低高密度脂蛋白血症** 血清高密度脂蛋白-胆固醇含量降低，＜0.9 mmol/L。

## 六、高脂血症的患者有哪些表现？

**1.** 常出现头昏脑涨或与人讲话间隙容易睡着。早晨起床后感觉头脑不清醒，早餐后可改善，午后极易犯困，但夜晚很清醒。

**2.** 短时间内在面部、手部出现较多黑斑（斑块较老年斑略大，颜色较深）。记忆力及反应力明显减退。

**3.** 看东西时有模糊，这是血液变黏稠、流速减慢，使视神经或视网膜暂时性缺血缺氧所致。

**4.** 腿经常性抽筋，而且常感到刺痛，这是胆固醇积聚在腿部肌肉中的表现。

**5.** 眼睑黄疣是中老年妇女血脂增高的信号，主要表现在眼睑上出现淡黄色的小皮疹，刚开始时为米粒大小，略高出皮肤，严重时布满整个眼睑。

## 七、高脂血症的治疗标准是什么？血脂应控制在什么水平？

调脂治疗以降低 LDL-C 作为首要目标。临床上根据是否已有冠心病或冠心病的危症以及有无心血管危险因素，结合血脂水平决定治疗措施及血脂调控的目标水平。在决定药物治疗时需全面了解患者的伴随危险因素，对不同危险人群，开始治疗时的 LDL-C 水平及需达 LDL-C 的目标值均不同。按照上述危险分层方案，低危患者治疗目标 TC＜6.22mmol/L、LDL-C＜4.14mmol/L；中危患者治疗目标 TC＜5.18mmol/L、LDL-C＜3.37mmol/L；高危患者治疗目标 TC＜4.14mmol/L、LDL-C＜2.59mmol/L；极高危患者治疗目标 TC＜3.11mmol/L、LDL-C＜2.07mmol/L。对重度高胆固醇血症，即空腹血 TC≥7.76mmol/L 或 LDL-C≥5.18mmol/L，无论患者是否有冠心病或危险因素，都应积极进行治疗。血脂水平应控制在 LDL-C＜2.6mmol/L、TG＜1.7mmol/L、HDL-C＞1.04mmol/L（男）或＞1.30mmol/L（女）。

## 八、哪些人群需要定期查血脂？间隔多长时间检查？

血脂异常主要通过临床日常的检查及常规健康体检来发现，《中国成人血脂异常防治指南》建议 20～40 岁成年人每 5 年测量 1 次空腹血脂，40 岁以上的男性和绝经后妇女每年进行 1 次血脂检查，而对缺血性心血管病及高危人群，则每 3～6 个月测量 1 次空腹血脂。

## 九、高血脂的饮食应注意哪些？

**1. 忌食过甜的食物**　如奶油蛋糕、奶酪、白糖、巧克力、蜂蜜、红薯等各种甜食。糖食入后可转变为脂肪，同时高热量的食物可促进胆固醇的合成，使其血液浓度增高。

**2. 忌食高胆固醇食物**　如动物内脏（猪肝、猪肾、猪心、猪脑等）、蛋黄、蟹黄、鱼子、对虾、鳗鱼等本身胆固醇含量较高，食入后会使血胆固醇更加升高。

**3. 忌食肥甘油腻食物以及油煎油炸食物**　如肥猪肉、猪油、羊脂等以及油煎馒头等，这些食物本身脂肪含量高，食入后会使血脂升高。

**4. 忌酒**　长期饮酒会诱发血脂升高。

**5. 忌食花生**　花生中含有大量脂肪，食用后会使血脂升高。

**6. 可以帮助降血脂的中药有**　蒲黄、大黄、红花、银杏叶、决明子、何首乌、泽泻、山楂等。

## 十、高脂血症的治疗方法有哪些？

**1. 饮食治疗和改善生活方式**　针对已明确的可改变的危险因素如饮食、缺乏体力活动和肥胖，采取积极的生活方式进行改善，是血脂异常治疗的基础措施。

（1）饮食基本原则是低胆固醇、低脂、低热量、低糖、高纤维素；

（2）增加运动；

（3）戒烟、限酒；

（4）减轻体重。

**2. 药物治疗**　经饮食及改善生活方式治疗后，如仍存在下列情况之一者，应考虑用药物治疗：①无其他危险因子，LDL-C≥4.9mmol/L（190mg/dl）；②有 2 个危险因子（如吸烟、高血压、HDL-C 低、早年发生冠心病家族史等），LDL-C≥4.1mmol/L（160mg/dl）；③TG≥5.5mmol/L（500mg/dl）。35 岁以下男性或绝经期前妇女，如无其他危险因子，可暂缓药物治疗。一般认为合适的降脂药物应用常规剂量在 4～6 周内能使 TC 降低 20%、LDL-C 降低 25% 以上，并具有降低 TG 和升高 HDL-C 的作用，患者耐受性好，不良反应少见，不产生严重的毒副作用。

### 十一、降血脂药物治疗的注意事项?

血脂异常的治疗需要长期坚持，服药期间应定期随诊，如调整药物需遵医嘱，在开始药物治疗后 4～6 周内，应复查各项血脂指标，根据血脂改变而调整用药。如果血脂未能降至正常，则应增加药物的剂量或改用其他降脂药物，也可考虑联合用药。若经治疗后血脂已降至正常或已达到目标值，则继续按同等剂量用药，除非血脂已降至很低时，一般不要减少药物的剂量。长期连续用药时，应每 3～6 个月复查血脂，并同时复查肝肾功能和肌酸激酶。

### 十二、高脂血症该如何预防?

**1.** 肥胖者要控制饮食，控制摄入量，增加消耗，使体重逐渐恢复到标准范围。

**2.** 饮食要以低脂、低胆固醇、适量蛋白质的食物为宜，少食动物内脏及一些含胆固醇高的食物。减少食入肥肉、黄油、鸡蛋，增加瘦肉、鱼的摄入。以上措施能使人的血清胆固醇平均含量明显降低。

**3.** 多吃新鲜绿色蔬菜和水果及含碘丰富的食物（如海带、紫菜等），可防止动脉硬化的发生、发展。

**4.** 多吃含纤维素高的蔬菜（芹菜、韭菜等），少吃盐和糖。

**5.** 每餐饮食要适当，不宜暴饮暴食。忌烟、酒。

**6.** 积极治疗原发病，如糖尿病、胆结石等。

**7.** 体育锻炼对防治高脂血症有相当大的作用。

**8.** 顽固而严重的高脂血症，可适当给予药物治疗，但要听从医嘱。

## 第五节　糖　尿　病

随着社会经济的发展，生活水平的提高以及生活方式的改变。根据国际糖尿病联盟（IDF）统计，2011 年全球糖尿病人数已达 3.7 亿，共有 460 万人死于糖尿病，其中 80%在发展中国家，估计 2030 年全球将有 5.5 亿糖尿病患者。过去 20 多年里，我国糖尿病患者飞速增加，糖尿病给社会、经济、个人带来了沉重的负担和痛苦，所以，糖尿病的防治刻不容缓，希望通过本节内容为糖尿病防治相关人员及糖尿病患者提供指导，进一步提高我国糖尿病防治水平。

### 一、什么是血糖?血糖的正常值是多少呢?

血液中的葡萄糖简称血糖，正常人空腹血糖一般为 3.9～6.1mmol/L 的范围内，餐后 2 小时血糖不超过 7.8mmol/L。

### 二、什么是糖尿病? 糖尿病诊断标准是什么?

糖尿病是一种由于胰岛素分泌缺陷或胰岛素作用障碍所致的以高血糖为特征的代谢性疾病。血糖是诊断糖尿病的唯一标准，一般空腹血糖≥7.0mmol/L，和（或）餐后 2 小时血糖≥11.1mmol/L 即可确诊。有明显“三多一少”症状者，只要一次异常血糖值即可诊断。无症状者诊断糖尿病需要两次异常血糖值。可疑者需做 75g 葡萄糖耐量试验。

### 三、糖尿病有哪些危险因素?

糖尿病的危险因素包括不可改变因素与可改变因素，不可变因素包括年龄、家族史或遗传倾向、种群、妊娠糖尿病（GDM）史或巨大胎儿生产史、多囊卵巢综合征（PCOS）、宫内发育迟缓或早产。可变因素包括：糖耐量减低（IGT）或合并空腹血糖调节受损（IFG）（极高危）、代谢综合征或合并 IFG（高危人群）、超重肥胖与体力活动减少、饮食因素与抑郁、可增加糖尿病发生风险的药物、致肥胖或糖尿病的社会环境。

### 四、糖尿病有哪些表现?

**1. 典型症状**　“三多一少”症状，即多尿、多饮、多食和消瘦。

**2. 不典型症状**　一些 2 型糖尿病患者症状不典型，仅有头昏、乏力等，甚至无症状。有的发病早期或糖尿病发病前阶段，可出现午餐或晚餐前低血糖症状。

**3. 急性并发症的表现**　在应激等情况下病情加重。可出现食欲减退、恶心、呕吐、腹痛，多尿加重，头晕、嗜睡、视物模糊、呼吸困难、昏迷等。

4. 慢性并发症的表现。

（1）糖尿病视网膜病变（DR）：早期可无任何症状，随着 DR 的发生发展可逐渐出现视物模糊、视力下降、眼前黑影、视物变形。如果发展成增殖性视网膜病变（PDR）伴视网膜前出血玻璃体积血或视网膜脱离可出现突然视力下降，如继发新生血管性青光眼则出现头痛、眼痛、眼胀等高眼压症状。

（2）糖尿病性肾病：有无浮肿，尿中泡沫增多或者蛋白尿。

（3）糖尿病神经病变：四肢皮肤感觉异常，麻木、针刺感、蚁走感。足底踩棉花感，腹泻和便秘交替，尿潴留，半身出汗或时有大汗，性功能障碍。

（4）反复的感染：例如，反复的皮肤感染，如疖、痈、经久不愈的小腿和足部溃疡。反复发生的泌尿系感染，发展迅速的肺结核。女性外阴瘙痒。

（5）糖尿病足。

## 五、喜欢吃糖是引起糖尿病的病因吗?

糖尿病并不是单纯吃糖多引起的，从发病率较高的 2 型糖尿病和 1 型糖尿病来讲，除了遗传是两者共有的发病原因，1 型糖尿病发病原因还包括胰岛素分泌缺陷、病毒感染等；2 型糖尿病发病原因还包括肥胖、45 岁以上发病率增高、不良的生活方式。

## 六、哪些不良生活方式容易导致糖尿病?

运动量少；饮食习惯差，每餐吃非常饱，喜欢夜宵，喜欢油腻食物，以饮料代替白开水；长期吸烟；每天过量饮酒；长期处于紧张、焦虑状态，易发怒，经常熬夜等。

## 七、哪些疾病容易诱发糖尿病?

超重人群（体重指数 BMI 计算公式：体重÷身高的平方，BMI＞26 为肥胖），高血压患者，高血脂患者，得过妊娠糖尿病的妇女，生过巨大胎儿（胎儿出生体重超过 4 千克）的妇女等。

## 八、糖尿病与遗传有关系吗?

1 型或 2 型糖尿病均存在明显的遗传异质，与遗传是有关系的。1 型糖尿病是基因易感人群受到与胰岛相亲和的病毒感染后引起的一种自身免疫性疾病，若父母中有一方是糖尿病患者，他们的孩子在 20 岁以内发生糖尿病的可能性占 3%；双亲都健康，他们第一个孩子为糖尿病患者，那么他们下一个孩子患糖尿病的概率为 3%；若双亲均为糖尿病患者，他们所有的孩子大约有 20%的可能会在 20 岁前也发病。2 型糖尿病的总遗传风险更高，一级亲属中可能有 10%会发病。

虽然糖尿病会遗传，但并非父母有糖尿病，子女就一定会发生糖尿病，因为除了遗传的因素，环境、生活方式的影响也很重要，遗传因素和环境生活方式长期相互作用、相互影响才会导致糖尿病。因此，如果有糖尿病家族史的人群重视并坚持科学的饮食、控制体重、保持血脂在正常范围内并长期锻炼，可有效地控制糖尿病的发生。

## 九、糖尿病会传染吗?

糖尿病不是传染病，它是遗传因素和环境因素长期相互作用造成的结果，属于慢性非传染性疾病。

## 十、糖尿病带来的危害是什么?

糖尿病主要危害在于它带来的慢性并发症，可累及多个器官，如心脑血管、神经性病变、肾病、糖尿病足等。糖尿病病程漫长，因为无症状期难于估计，所以当症状出现或临床上确诊时病情已潜伏了数年或数十年不等。甚至一直无症状，直至脑血管或心脏等严重并发症，出现在临终前不久才发现有糖尿病基础。

多种感染显然属并发症，酮症酸中毒等可能为本病恶化的严重表现，微血管病变基础上所致的病理改变如肾脏病变、眼底病变、神经病变等为糖尿病重要的慢性并发症。

**1. 中毒表现**　糖尿病酮症酸中毒及昏迷、糖尿病非酮症性高渗性昏迷、糖尿病乳酸性酸中毒。

**2. 感染表现**　①皮肤感染，如体癣、指甲癣、足癣及疖痈等化脓性感染很常见，有时可酿成败血症；②结核，特别是肺结核，一旦得病，扩展迅速，蔓延广泛，病灶多系渗出性二酪样肺炎，易成空洞，发病率比常人高3～5倍。随肺结核等控制情况而波动；③泌尿系感染，其中以肾盂肾炎、膀胱炎为多见，有时伴真菌性阴道炎，感染不易控制，须与严格控制糖尿病同时进行，方可获得较好疗效；④胆囊、胆管炎、胆石症、牙周炎、牙龈溢脓及鼻窦炎等。

## 十一、糖尿病应该怎样预防？

1. 识别糖尿病的危险因素，预防导致糖尿病的不可变因素，改变导致糖尿病的可变因素。

2. 进行糖尿病高危人群的筛查。

3. 强化生活方式干预预防糖尿病，具体目标是：①使肥胖或超重者BMI达到或接近24 kg/m$^2$，或体重至少减少5%～10%；②至少减少每日饮食总热量400～500kcal；③饱和脂肪酸摄入占总脂肪酸摄入的30%以下；④体力活动增加到250～300分钟/周。

4. 药物干预预防2型糖尿病：不推荐。

## 十二、糖尿病主要类型和致病因子是什么？糖尿病怎么分类？

常见类型为1型与2型糖尿病。

### 1. 1型糖尿病

（1）1型糖尿病发病的危险因素是什么？

由于1型糖尿病的遗传易感性，家族中有糖尿病史的人群在择偶时可以选择无糖尿病家族史的配偶，从而降低子女患糖尿病的概率。据研究证明，牛奶中的蛋白质是启动免疫攻击B细胞的环境触发因子，新生儿和婴儿时期摄入蛋白质可能会增加1型糖尿病的易感性，因此，提倡母乳喂养从出生至少至第四个月。据有关资料报道，20%的先天性风疹感染儿童发生了1型糖尿病，所以母亲在怀孕期间要注意避免感染风疹病毒。

（2）如何对1型糖尿进行预防？

由于存在糖尿病的遗传缺陷，患者具有遗传易感性，可对这类高危人群进行相关健康教育和指导，提高其自我防病的意识，结合饮食及运动，根据检查的结果有必要地进行药物干预，可有效地防止高危者发病。患者尚无症状，但血糖水平已达到诊断标准，在此阶段，严格地通过生活方式干预，有必要时进行药物干预，将血糖控制并维持在正常水平，就可以达到阻断糖耐量受损，避免进展为糖尿病的目的。

### 2. 2型糖尿病

（1）2型糖尿病发病的危险因素是什么？

2型糖尿病是基因易感性和暴露环境因子相互作用的结果。在遗传方面与1型糖尿病一样，环境方面主要有肥胖、营养过剩等原因。

（2）如何对2型糖尿病进行预防？

首先，在遗传方面干预措施与1型糖尿病一样，高危人群选择无家族史的配偶很重要。其次，2型糖尿病在环境及营养方面的干预措施如下。

1）环境因素：肥胖是2型糖尿病的高危因子，尤其是向心型的肥胖，研究表明，体力活动能减少2型糖尿病的危险性。

2）营养因素：物质的丰富，生活水平的提高，使人们无意识地摄入过多的高能食物，导致高血压、高血脂、高血糖和肥胖症。临床研究证明：体脂的堆积，会造成胰岛素的抵抗，90%的2型糖尿病患者都超重或肥胖；原发性高血压患者体内呈胰岛素抵抗状态，45 岁左右的 2 型糖尿病患者中 40%伴有高血压；长期高脂肪饮食会伤害体内唯一具有控糖功能的胰岛 B 细胞；重度脂肪肝及肝硬化时肝脏功能发生异常，并肝糖原合成障碍，导致血糖持续处于高水平；香烟中的尼古丁对胰腺组织有直接毒害，破坏了胰腺分泌功能，损害了胰岛 B 细胞和胰岛素受体敏感性。酒精抑制肝脏葡萄糖新生作用，其本身所产生的热量也很高，酒精的热量与脂肪相似，每千克可产生 7cal 的热量。所以，2 型糖尿病高危人群平时应养成良好的饮食习惯：一日三餐要规律，少甜食，口味淡，少煎炸，戒烟、戒酒。

## 十三、妊娠期糖尿病

**1. 什么是妊娠期糖尿病？诊断标准是什么？** 妊娠期糖尿病（gestational diabetes mellitus，GDM）是妊娠期间发现或发病的由不同程度糖耐量异常及糖尿病引起的不同程度的高血糖。妊娠期糖尿病诊断标准：①空腹血糖≥5.1mmol/L；②口服糖 1 小时后≥10.0mmol/L；③口服糖 2 小时后≥8.5mmol/L。

**2. 妊娠期糖尿病危害是什么？** 妊娠期糖尿病控制不佳可导致一系列母婴并发症，如妊高征、酮症酸中毒、新生儿畸形、巨大儿、胎儿呼吸窘迫综合征、智力障碍等。

**3. 如何预防妊娠期糖尿病？** 孕妇随妊娠进展体内对抗胰岛素的激素增多，血糖升高，妊娠呕吐引起的酮症酸中毒给治疗和恢复血糖水平带来麻烦，这个时候必须加强检查，积极控制血糖。

血糖高的孕妇每日需要热量 125kJ/kg（30kcal/kg），其中碳水化合物占 40%，脂肪占 40%，蛋白质占 20%，按每日 3～4 餐分配，并添加维生素，每增加 1 个妊娠月，热量增加 15%～40%。

现在大多数孕妇都非常注重营养，产检时常常会有胎儿超重的现象。新生儿体重超过 4kg 为巨大儿，巨大儿的母亲在孕期血糖升高，相应地，胎儿的血糖也会随之升高，引起胎儿胰岛素分泌造成高胰岛素血症。所以，孕妇保持正常的孕期体重相当重要。

## 十四、糖尿病筛查

**1. 定期监测血糖** 正常人半年查一次血糖，糖尿病高危人群应根据自身情况，常规是 3 个月查一次血糖。检查血糖时最好去医院采静脉血检测，避免末梢血液的不稳定性。

**2. 餐前血糖和餐后血糖的区别** 餐前血糖高主要因为肝脏对胰岛素产生了抵抗。餐后血糖高主要因为周围组织，如肌肉、脂肪组织对葡萄糖的利用障碍。有些患者空腹血糖是正常的，但餐后血糖却高出正常值，这就是所谓的单纯性餐后高血糖，只要达到诊断标准，医生会诊断其为糖尿病。餐后血糖增高的危害会更多，所以一定要重视餐后血糖。

**3. 检查空腹血糖的注意事项** 空腹时间在 8 小时以上，最好是清晨采血，前一晚避免饮酒、饮茶、吸烟，勿进食油腻食物。

**4. 除了血糖，糖尿病高危人群还要检查的项目** 加强对高危人群血糖的定期检查，尤其是有糖尿病家族史的人群，最好每年能进行一次口服葡萄糖耐量试验。

**5. 血糖和尿糖** 尿糖阳性是诊断糖尿病的重要线索，进餐后短时间内的高血糖在本身有糖代谢异常的情况下更容易出现尿糖的阳性。而血糖升高是诊断高血糖的重要依据。

**6. 家用血糖仪** 家用血糖仪确实方便易操作，但家用血糖仪没有定期校正、检测试纸条可因为保管不当稳定性发生改变，这些都是导致检测出现误差的原因。所以，定期到医院采静脉血检查血糖是极有必要的。

## 十五、应该怎样在生活中预防糖尿病？

1. 多参加一些医院或社区举办的糖尿病预防讲座，科学地认识糖尿病、有效地预防糖尿病。探望拜访亲戚或朋友中的糖尿病患者时，不一定送电视广告上的营养品，赠送一些与糖尿病治疗相关的书籍和血糖仪、血压计，对他们的帮助会更大。

**2.** 不要盲目相信小广告宣传的“神医”和“保健品”，如果没有良好的生活方式，谁也不敢保证不会得糖尿病。

**3.** 戒烟和拒绝吸二手烟。

**4.** 勤动不懒。不喜欢剧烈运动的人，可以扫扫地、抹抹桌子，经常整理收拾房间，环境整洁心情舒畅，室内来回走动也是一种运动。

## 十六、如何在饮食和运动方面控制血糖，降低发病率？

糖尿病患者并不需要饿肚子，可以适当地选择自己喜欢的食物，只要合理地安排每天摄入食物的种类和数量，同样可以享受美食。饮食治疗是糖尿病的基本治疗方法，只要坚持科学合理的饮食，配合运动和药物的作用，就能很好地控制血糖。可以以糖尿病饮食治疗原则为基础，参考其原有的饮食习惯及口味喜好，制订合理、个性化的饮食计划，在家人鼓励、督促下坚持执行。

**1. 控制总热量** 每日所需总热量=理想体重×每日每公斤理想体重所需热量。

标准体重=实际身高−105，实际体重在标准体重上下10%为正常，超过标准体重20%为肥胖，超过10%～20%为超重，低于标准体重10%～20%为体重过低，低于20%为消瘦。

**2. 总热量的营养分配**

（1）蛋白质：占总摄入量的15%～20%，1g蛋白质可产生4kcal的热量。微量蛋白尿的患者每日摄入蛋白质应限制在0.8～1.0g/kg，显性蛋白尿的患者每日摄入蛋白质应限制在0.8g/kg以下，并以优质动物蛋白为主（鱼、蛋、瘦肉、豆类、坚果中所含氨基酸比例与人体蛋白质相似，称为“优质蛋白质”）。

（2）脂肪：不超过总摄入量的30%，1g脂肪可产生9kcal的热量，过多摄入会引起高血脂、心血管疾病等，还会增加胰岛素抵抗。尽量选择单不饱和脂肪酸和不饱和脂肪酸（如橄榄油、葵花籽油、茶油等）。

（3）碳水化合物：不超过总摄入量的60%，1g脂肪可产生4kcal的热量，可选择富含高纤维的食物，如燕麦、谷麦、裸麦粗面包、豆类等，高纤维不但可促进肠蠕动、增加饱腹感、防止便秘，还可延缓糖在肠道内的吸收，对降低餐后血糖有很大帮助。

（4）盐：食盐量控制在每日每人总量不超过6g，高血压患者每日每人总量不超过5g。

（5）乙醇：乙醇可使血糖控制不稳定，1g乙醇产生7kcal的热量，不推荐糖尿病患者饮酒。

**3. 推荐的烹饪方式** 煮、炖、拌、煲、蒸。不提倡炸、煎、烤、红烧等方式。

**4. 饮水量** 每日1200～1500ml，禁喝含糖饮料。

**5. 戒烟** 有助于血糖的控制。

## 十七、运动可以降血糖吗？

适当的运动能增加胰岛素敏感性，减轻体重，改善血脂，从而降低心血管疾病的风险。医务人员可以参考患者的年龄、病情、身体况状、平时运动的喜好来帮助其制订合适的锻炼方式，向家属宣教运动对血糖控制的好处、运动时的注意事项，并取得其配合，请家属督促其在家进行锻炼并陪同以保证安全。

在运动前做相关检查，与医生共同参考体检结果制订最适宜的运动方案。检查内容包括：餐前、餐后血糖，糖化血红蛋白，血脂，血压，心电图，心脏彩超，眼底，尿常规，下肢血管超声，足部和关节外形及感觉，神经系统，肺活量，血压等。

运动前血糖的控制：①空腹血糖≥14mmol/L，且出现酮体，应避免运动；②血糖≥16.7mmol/L，出现酮体，应避免运动；③运动前血糖≤5.6mmol/L，应补充额外的碳水化合物后运动；④收缩压≥180mmHg，也应避免运动。

向患者及家属做好宣教，告知运动方式、强度、时间、随身带小饼干等预防低血糖和紧急情况的处理等。

运动类型见表 4-3。

**表 4-3　糖尿病患者可选择的运动方式及消耗热量**

| 运动种类 | 内容 | 持续时间（分钟） | 消耗热量（kcal） |
|---|---|---|---|
| 最低强度运动 | 散步、购物、太极拳、气功等 | 30 | 90 |
| 低强度运动 | 广场舞、体操、平地骑车等 | 20 | 90 |
| 中强度运动 | 快走、慢跑、爬山、健美操等 | 10 | 90 |
| 高强度运动 | 跳绳、游泳、打篮球等 | 5 | 90 |

运动的时间：最好在餐后 1 小时开始，因为这个时候体内血糖较高，不易发生低血糖。不提倡晨练，因晨起空腹运动易发生低血糖。

运动的次数：合理的运动频率为每周至少 5 次，平均分配在 1 周中的 3～4 天，餐后 1 小时进行，每次持续 30 分钟。

运动要量力而行，不可过度。老年患者、身体虚弱者、心脑血管疾患及并发有其他病症者，一定要参考医生建议，以低强度运动为主、中强度为辅，严禁高强度运动。运动时的心率=170–年龄。运动时不需要汗流浃背，只要周身微热，出少许汗即可。若感不适立即停止并就医。

运动小贴士：①带够水，及时补充水分。②衣着宽松，面料柔软透气，鞋袜合脚。③选择安全舒适的环境，最好是成群结队或有家人陪同。④随身携带糖尿病患者信息急救卡。⑤每次运动后检查双脚，发现红肿、水疱等异常情况及时就医。

### 十八、如何做到健康的心理来预防糖尿病?

据研究证明，情绪上的压力可导致相关激素分泌（如肾上腺素、肾上腺皮质激素、胰高血糖素、生长激素、可的松等），而其生物效应刚好抗对胰岛素的作用。由此可见，情绪压力可紊乱人的代谢情况，主要原因为机体无法分泌更多的胰岛素以制衡某些激素的作用。缓解心理压力的方式：①深呼吸，在安静的环境下，采取最舒适的姿势放松身体，微闭双眼，先深深吸一口气（最好用腹式呼吸），然后尽量把气体全部吐出去，反复做几次。②多听音乐，使内心平静，放松情绪。每天听 30 分钟的轻音乐，每天 2 次，或者观看一些内容活泼的电视剧，这些感官刺激作用于大脑右半球，致垂体释放内啡肽等中枢神经递质，产生欣快感。同时，儿茶酚胺水平下降，可使心率减慢、血压降低，达到缓解部分躯体症状的目的。③转移注意力，特别是遇到令人烦躁的事情上，一定要从烦恼中抽身而出，做一些自己喜欢的事。

## 第六节　甲状腺及甲状腺相关疾病

### 一、甲状腺概述

**1.** 什么是甲状腺?

甲状腺是位于喉结下前方的内分泌系统腺体，形状像一只蝴蝶，犹如盾甲，故以此命名，一般触摸不到。甲状腺是人体最大的独立内分泌腺体，甲状腺控制机体使用能量的速度、制造蛋白质、调节身体对其他激素的敏感性，生成甲状腺素（$T_4$）和三碘甲状腺原氨酸（$T_3$），这些激素对维持人的热量产生（体温）和代谢平衡起着重要作用。甲状腺也生产降钙素（calcitonin），调节体内钙的平衡。

**2.** 甲状腺有什么疾病?

甲状腺疾病是多种原因造成的甲状腺功能增强、减弱，合成和分泌甲状腺激素过多、过少，所导致的一种常见内分泌疾病。

甲状腺疾病一般有以下几种：

（1）甲状腺结节、甲状腺瘤、甲状腺癌。

（2）单纯性甲状腺肿。

（3）甲状腺功能亢进（甲状腺功能亢进的并发症）。

（4）甲状腺功能减退。

（5）急性化脓性甲状腺炎。

（6）亚急性甲状腺炎。

（7）慢性淋巴细胞性甲状腺炎（桥本甲状腺炎）。

（8）慢性纤维性甲状腺炎。

**3. 诊断甲状腺疾病有哪些方法？**

血液检查：血清促甲状腺素和甲状腺激素、血清降钙素水平的测定；影像学检查：颈部 X 线检查、甲状腺超声检查、甲状腺核素显像；FNAC（甲状腺细针抽吸细胞学）检查。

## 二、甲状腺结节

**1. 什么是甲状腺结节？**

甲状腺结节是指在甲状腺腺体内的肿块，是甲状腺疾病最常见的表现形式。可由多种病因引起，如碘过少或过多摄入、甲状腺自身的炎症改变、甲状腺良性或恶性肿瘤、甲状腺退行性变等都可以导致甲状腺结节的产生。甲状腺结节可以单发，也可以多发，多发结节比单发结节的发病率高。

**2. 甲状腺结节的分类及其形成原因是什么？**

（1）增生性结节性甲状腺肿：碘摄入量过高或过低、食用致甲状腺肿的物质、服用致甲状腺肿药物或甲状腺激素合成酶缺陷等。

（2）肿瘤性结节：甲状腺良性肿瘤、甲状腺乳头状瘤、滤泡细胞癌、甲状腺髓样癌、未分化癌、淋巴癌等甲状腺滤泡细胞和非滤泡细胞恶性肿瘤以及转移癌。

（3）囊肿：结节性甲状腺肿、腺瘤退行性变和陈旧性出血斑囊性变、甲状腺癌囊性变、先天的甲状舌骨囊肿和第四鳃裂残余导致的囊肿。

（4）炎症性结节：急性化脓性甲状腺炎、亚急性化脓性甲状腺炎、慢性淋巴细胞性甲状腺炎均可以结节形式出现。极少数情况下甲状腺结节为结核或梅毒所致。

**3. 平时在吃加碘盐，为什么还会得甲状腺结节？**

大多数甲状腺结节的发病原因是由于碘的缺乏，但长期的高碘饮食同样会通过促发体内促甲状腺激素水平的升高而刺激甲状腺组织增生出现结节。因为我们平时的食盐中已经添加了碘，所以再长期进食含碘量高的海鲜（如海带）等，也容易引起甲状腺结节。

**4. 为什么甲状腺结节的发病率逐年升高？**

这与现代生活方式、夜生活增多、精神压力增大、过量碘盐摄入相关，同时也与彩超分辨率越来越高有很大关系，因为超声下 2～3mm 的病变都能看到了。

**5. 甲状腺结节常见么？为什么很多人没有症状？**

甲状腺结节很常见，但是男女比例有很大差异，男女发病率约为 1∶9。一般人群中通过专科医生触诊的检出率为 3%～7%，借助高分辨率超声的检出率可高达 20%～76%。

但大多数甲状腺结节患者没有明显身体不适及临床症状，可能会在体检或其他疾病就诊时查出来。只有在合并甲状腺功能异常时，可出现相应的临床表现。例如，合并甲状腺功能亢进时，患者会有心慌、心悸，脾气暴躁、失眠等症状；合并有甲状腺功能低下时，患者会有畏寒、怕冷、易疲劳等症状。也有部分人群由于结节明显增大，压迫周围组织，出现声音嘶哑、压气感、呼吸及吞咽困难等压迫症状。

**6. 哪些人容易得甲状腺结节？**

（1）童年期头颈部有放射线照射史或放射性尘埃接触史。

（2）全身放射治疗史。

（3）既往得过分化型甲状腺癌、甲状腺髓样癌或多发性内分泌腺瘤病 2 型（MEN2 型）、家族性多发性息肉病的，或家里有人得过以上疾病者。

（4）女性。

**7. 甲状腺结节恶变率高吗？如何判定良、恶性？**

甲状腺结节分多发性和单发性，一般来说多发性甲状腺结节多数是良性的，单发的甲状腺结节恶变的可能性相对来说会大些。其中只有甲状腺癌是恶性疾病。但儿童期出现的结节 50%为恶性，发病于青年男性的单个结节，也应警惕恶性的可能，如果新生结节或原有的结节在短期内迅速增大，应怀疑恶性病变。在临床中只有 5%～15% 的甲状腺结节为恶性，即甲状腺癌。甲状腺结节的良、恶性的鉴定在临床主要看彩超结果，根据彩超结果上结节是否有砂砾状钙化、界限是否清楚、周围血流是否丰富来判断。一般来讲，如果彩超报告单上出现以下描述：结节内有砂砾样钙化、结节纵向生长、边界不清、边缘成角、毛刺，结节符合上述特征，考虑恶性结节的可能。反之，甲状腺结节在彩超上没有上述几条表现，一般都是良性的，但还是要半年左右复查甲状腺彩超。另外强调一点，结节大小不是良、恶性鉴别的标准，临床上 3～4 mm 的甲状腺癌也不少见。结节的良、恶性与结节的大小无关；与结节是否可触及无关；与结节单发或多发无关。

**8. 颈部增粗的原因都是甲状腺结节吗？**

颈部增粗的原因很多，肥胖、局部炎症导致淋巴结肿大、青春期甲状腺代偿性增大、甲状舌骨囊肿、皮下纤维瘤、脂肪瘤等都可以导致颈部增粗。真正的甲状腺结节，一般体积较小，只有直径大于 1.0cm，且体型较瘦的人才有明显表现，大部分人还需到医院查甲状腺彩超，以协助明确颈部增粗是否是由甲状腺病症引起。

**9. 甲状腺结节有什么危害？**

大部分的甲状腺结节都是无明显危害的，是甲状腺的一种良性病变，就好像我们皮肤上的瘢痕或者黑痣一样，不影响人体的健康，只需 6～12 个月定期到医院检查彩超即可。但是如果甲状腺结节有恶性征象，应密切关注，及时到专科就诊。

**10. 甲状腺结节钙化后危害大吗？**

目前医学界公认只要彩超中提示甲状腺结节内有砂砾样钙化、结节纵向生长、边界不清、边缘成角、毛刺，结节符合上述特征，有 55%～68%的甲状腺癌患者中有这类细小钙化。如果彩超上有上述表现，一定要到正规医院进行专科就诊。

**11. 甲状腺炎和甲状腺结节是一种病吗？**

甲状腺炎会导致甲状腺结节的产生，但甲状腺结节不一定会伴发甲状腺炎。一般来讲，甲状腺炎是不需要开刀手术的，只要去医院抽血化验甲状腺功能及甲状腺抗体即可，最多再进行门诊穿刺就能确诊。确定甲状腺炎后，一般不需要吃药，良好的情绪和充足的睡眠才是恢复的关键。一部分甲状腺炎的患者最后会合并甲状腺功能低下，需要口服甲状腺素片来纠正。

**12. 甲状腺结节一定会变成甲亢么？**

甲状腺结节一般不会导致甲亢，只有甲状腺内的高功能腺瘤会产生甲亢，确诊需要到医院进行甲状腺功能检查。

**13. 甲状腺结节合并甲亢是不是都必须手术？**

甲亢是一种高代谢内分泌疾病，原因就是身体内的甲状腺激素过多了，监控治疗需专科随诊，在专业医师指导下用药及其他治疗。

**14. 筛查甲状腺结节什么设备最准确？**

彩超检查最准确。99.9% 以上的结节都可以被彩超发现，前提是你得到正规医院检查。CT 可以做，但不作为首选。

**15. 甲状腺结节都需要手术吗？**

这要根据结节是否产生症状及彩超检查的结果来决定。一般来讲，根据 2012 年《中国甲状腺结节和分化型甲状腺癌诊治指南》（以下简称《指南》），大部分甲状腺结节是不需要手术的，只有甲状腺结节已经压迫气管或食管，导致呼吸或吞咽困难，或是甲状腺结节有高度恶性可能、进行性生长，才需要手术，结节的大小已不是手术指征。但是《指南》中有一条相对手术指征，即无论结节大小，只要对患者产生较大的心理压力或是外观影响，也可以考虑手术切除。

**16. 甲状腺结节手术都有哪些方法？**

目前绝大部分医院都在采用常规小切口手术，就是在颈部做 4 cm 左右的横行切口。也有一部分医院在做经乳房或腋窝的腔镜下甲状腺结节切除，但有一点需要强调，这种腔镜手术绝对不是微创手术，这种手术创伤远远大于常规手术，只能算是颈部没有切口的美容手术，目前已基本被临床医生所抛弃。此外，还有从韩国引进的甲状腺结节射频治疗，即在确定结节是良性的前提下，用专门的细针刺入结节，将其高频破坏后自行吸收，达到颈部无痕切除甲状腺结节的目的，目前应用也很普遍。

**17. 甲状腺结节手术有哪些风险？**

常见的手术风险有以下三条：

（1）术中术后出血，目前临床上由于超声刀的大范围使用，一般发生率极低，但是一旦发生，特别是出现术后出血，需要二次手术止血。

（2）术中喉返神经及喉上神经的损伤，目前国内外发生率在 2% 左右，与手术医生的经验有明显相关性。一旦出现喉返神经损伤，会导致术后声音嘶哑、饮水呛咳，一般难以修复。

（3）甲状旁腺损伤，发生率低于喉返神经损伤，主要与术中切除范围相关，甲状腺体积越大，切除甲状腺组织越多或术中诊断为甲状腺癌，需清扫淋巴结，则发生率明显升高，术后会出现手足抽搐及口角麻木。

**18. 甲状腺结节手术后容易复发吗？**

现在临床上最常见的甲状腺良性结节为结节性甲状腺肿，这类疾病病理检查发现从病变开始就是整个腺体的病理改变，并因滤泡逐渐扩大而出现了上皮乳头状增生和血管再生引发结节。病程较长者几乎整个甲状腺都存在病变结节。因此，如果手术切除范围不够彻底，则极有可能残留增生的甲状腺组织和微小结节，而术后甲状腺素制剂的抑制治疗对残留的病变组织影响有限，所以术后复发率较高。而且一旦复发需要再次手术，则手术的风险要比初次手术高 5～10 倍。现在国外对于双侧结节性甲状腺肿都采取较为积极的态度，主要病变的一侧行全切除术，对侧行全或近全切除术，术后只要给予小剂量的甲状腺素制剂就能维持正常的甲状腺功能。这种术式的优点主要体现在两个方面，一是完全避免了术后的复发，二是对于术后才被确证为甲状腺癌的患者避免了再次手术的风险和痛苦。但是，甲状腺全切除术对手术的要求很高，术中要完整地解剖出双侧喉返神经和甲状旁腺以避免损伤而产生严重的并发症。

**19. 甲状腺结节手术后为什么说话正常但感觉比较吃力？**

这主要是因为甲状腺结节手术时为了避免损伤喉返神经，往往对其进行解剖，这样可能会引起喉返神经的水肿或影响血供，以致出现说话比较吃力的现象。随着水肿的消退和血供的恢复，这一现象会在术后 3 个月左右逐渐消失。

**20. 甲状腺结节术后一段时间为什么会出现手脚发麻？**

这主要是甲状腺结节手术中因必须切断某些血管，造成甲状旁腺血供受影响或甲状旁腺的血液回流受阻出现淤血所致。出现手足麻木时往往可通过适当补充钙剂而缓解，这一现象在术后 2 个月左右会随着血供的恢复或淤血的消退而逐渐消失。

**21. 甲状腺结节手术后为什么切口会肿胀发硬？**

这其实是术后切口正常的水肿反应所致。因为甲状腺结节手术中要大范围分离切口上下的皮瓣，这极易造成切口周围组织的水肿。特别是中老年妇女，皮肤比较松弛而且脂肪组织较多，故切口很容易水肿。出现这一情况时患者不必惊慌，一般术后 2 个月内随着水肿的吸收切口会逐渐恢复平整。

**22. 为什么甲状腺手术后吞咽会有牵拉感，甚至有时会出现咳嗽？**

这与甲状腺结节术后正常的瘢痕收缩反应有关。虽然甲状腺结节术后颈部仅有一条线样的瘢痕，但实际的手术创面要比这一瘢痕大得多。这一创面与颈部的切口一样需要经过正常的瘢痕反应才能复原，而瘢痕反应的过程中瘢痕会收缩牵拉创面附近的气管而造成吞咽时的牵拉感，甚至会刺激气管引发咳嗽。

**23. 甲状腺结节术后颈部切口瘢痕为什么有的人不明显、有的人特别明显？**

这是因为个体差异。术前跟手术医生沟通好，尽量小切口、沿皮纹切，大部分人的切口是不明显的。如果是瘢痕体质或是想预防瘢痕形成，可在术后 10 天左右到正规医疗机构的美容科咨询，制订相应方案。

**24. 未婚女性得了甲状腺结节会影响生育吗？**

只要甲状腺结节没有明显血流或钙化，一般都是不影响生育的。但是怀孕前半年、怀孕后前 3 个月，一定要到正规医院检查甲状腺功能。因为结节可能会导致甲状腺功能低下，进而影响胎儿神经系统发育。

**25. 甲状腺结节手术后对饮食有何要求？**

甲状腺结节手术后为减少复发应少吃海鲜，并尽量避免进食含碘量高的食物，如海带、虾皮和紫菜等。

**26. 良性甲状腺结节复查频率如何？**

良性的甲状腺结节应每隔 6～12 个月到医院复查一次，有些有恶变倾向的复查间隔时间应更短，具体情况应咨询医生。

**27. 日常生活中如何预防甲状腺结节？**

（1）饮食：饮食中的碘元素对甲状腺有非常大的影响，碘元素摄取不足或者摄取过多都会引起人类出现甲状腺病变。而碘的缺乏是引发甲状腺肿大的最为主要的原因，居住在高原、山区里的人群日常饮食一般含碘不足，应多食含碘的食物；而居住在沿海地区的人群则应该控制碘的摄入。

（2）过度劳累：人如果长期过度劳累，势必会降低人体的免疫力，加重甲状腺的负担。时间一长，人的甲状腺就会处于一种不稳定的状态，如果受到外界因素的影响，如受到化学刺激或细菌、病毒侵犯时，非常容易引发病变。坚持劳逸结合、保持健康的生活与工作方式，也是预防甲状腺病的有效方法。

（3）保持舒畅的心情：中医认为，人的甲状腺疾病的发生多与人的情志失调有密切关系。所以保持良好的心态、乐观的生活态度，对减少甲状腺疾病的发生非常重要。

## 三、甲亢

**1. 甲亢是什么疾病？**

甲亢，全称为甲状腺功能亢进症，指由于甲状腺生成的甲状腺激素增多，血液中的甲状腺激素过多引起的疾病。

**2. 患甲亢会有哪些症状？**

甲亢的典型症状包括容易饿、吃得多、排便增多、消瘦，心悸（平静状态下，能突然感觉到自己心跳加快）、手抖，失眠、易激动；体征包括甲状腺肿大，有时会出现眼球突出，更少的情况还会出现周期性瘫痪（突然瘫痪的感觉，双腿或四肢均不听使唤）。但有些甲亢患者，尤其是老年人，症状常不典型。

**3. 甲亢的病因有哪些？**

甲亢按其发病原因分为 3 种常见类型：Graves 病占 80%，结节性毒性甲状腺肿占 10%，甲状腺自主高功能腺瘤占 5%，其他更少见的类型还有碘甲亢、垂体性甲亢、绒毛膜促性腺激素相关性甲亢等。

**4. 什么是 Graves 病?**

Graves 病是 80%患者出现甲亢的病因，其特点为促甲状腺素受体抗体（TRAb）升高，TRAb 是甲状腺自身免疫抗体之一。由于甲功 5 项中不包括 TRAb，需要单独检查，所以患者口中通常说的“甲状腺抗体”并没有包括 TRAb。

**5. 甲亢是大脖子病吗?**

大脖子病是以前由于我国医疗水平有限，有些自然环境中缺乏“碘元素”的地区的人们因为饮食中缺碘而患的“地方性甲状腺肿”，表现为“脖子粗”。现在由于加碘食盐的普及，这种疾病很少见到了。多数甲亢患者也会有甲状腺肿大，但这不是“大脖子病”，两者是有本质区别的。

**6. 甲状腺炎是什么？与甲亢有什么区别?**

甲亢时血清游离三碘甲腺原氨酸（FT3）、血清游离甲状腺素（FT4）升高，是由于激素生成过多；甲状腺炎也可以使 FT3、FT4 生成增加，是由于腺体被破坏，储存于腺体内的激素释放入血增多。二者症状类似，化验单特点可能一样，但治疗上完全不同。有些情况下，医生可根据病史、症状、体征进行区分；多数情况下，需要进行“摄碘率”或“甲状腺核素扫描”检查进行区分。

**7. 甲亢患者为何会突眼?**

有一些甲亢患者，尤其是 Graves 病的患者，可以出现突眼症状，表现为眼裂增大、眼球突出，炯炯有神，眨眼较少，严重的情况还会出现巩膜红肿，眼睑红肿，眼球活动受限，视力下降等。轻度的突眼可能是由甲状腺激素升高导致，可以理解为甲亢患者精神足，所以眼睛睁很大，这种情况叫作单纯性突眼；中、重度的突眼并发于 Graves 病，称 Graves 眼病，这时突眼和甲亢不一定同时发生，也不一定能同时缓解。

**8. 甲亢治愈，突眼会消失吗?**

上面所说的单纯性突眼，在甲状腺功能控制在正常范围后能够缓解。但是 Graves 病导致的突眼很多时候不能缓解，需要接受额外的治疗，如激素治疗、放射治疗，甚至手术治疗等。

**9. 什么是甲亢危象?**

甲亢危象也叫甲状腺危象，多发生于甲亢较严重且未予治疗或治疗不充分的患者。甲亢危象的发生常有诱因，如感染、手术、创伤、精神刺激等。表现为所有甲亢症状的急骤加重和恶化，如高热、大汗、心动过速、烦躁、焦虑不安、恶心、呕吐、腹泻，严重患者可有心力衰竭、休克及昏迷。甲亢危象是很危险的情况，病死率在 20% 以上。

**10. 哪些人容易得甲亢?**

同很多疾病一样，甲亢的病因也不完全清楚，有遗传因素的参与。重视并积极治疗是正确对待疾病的态度。纠结于“为什么会得甲亢”只会增加患者的心理负担，对疾病治疗没有帮助。青年人，尤其青年女性容易得甲亢。并且亲属中有甲亢患者的，发病风险更高。

**11. 得了甲亢，就不能吃含碘的食物了吗?**

正常饮食的摄碘量不会影响甲亢病情，但不能吃海带、紫菜等富含碘的食物，平时炒菜也推荐使用无碘盐。戒烟限酒、坚持运动、规律作息、平衡膳食是健康的生活方式，对任何疾病都是有利的。

**12. 我的甲亢好了，为什么又复发了?**

甲亢是一种容易复发的疾病，即便甲状腺功能得到控制、甚至都停药了，后期仍有可能复发。

**13. 得了甲亢，还能怀孕吗?**

甲亢对妊娠有负面影响，可能会导致流产、早产等。建议甲亢控制后，再考虑妊娠，至少要等到甲状腺功能在正常范围内，并且停用了抗甲状腺药物或者抗甲状腺药物应用在最小剂量以后。

**14. 怀孕后得了甲亢，该怎么治疗?**

妊娠期发现甲亢，应选择药物治疗，且怀孕初期只能选择丙硫氧嘧啶（PTU）。同时，治疗期间应较一般患者更频繁地检测甲功。妊娠期间不能采用放射碘治疗。在妊娠中期，可以考虑手术治疗。

**15. 哺乳期可以服用抗甲状腺药物吗?**

理论上讲，目前的研究表明抗甲状腺药物对后代是安全的，哺乳期可以服用抗甲状腺药物，首选甲巯咪唑，注意监测婴儿的甲状腺功能。但临床医生常会建议尽量提前断奶后再应用抗甲状腺药物，具体情况应咨询医生。

最新研究指出，哺乳期间适量服用抗甲状腺药物是安全的。因为丙硫氧嘧啶的肝脏毒性原因，应当首选甲巯咪唑（MMI）。MMI 剂量达到 20～30 mg/天，对于母婴都是安全的。PTU 可以作为二线药物，300 mg/天也是安全的。服药方法是在哺乳后分次服药，并且监测婴儿的甲状腺功能。

**16. 日常生活中如何预防甲亢?**

甲亢是一种常见的内分泌性疾病，一旦患上甲亢这种疾病，不但会危害到身体健康，甚至还会影响到患者的美观，给患者带来痛苦。所以要预防，甲亢的预防主要有以下方面：

（1）饮食预防：对于居住在沿海地区的人们来说，应该要注意饮食中的含碘量，最好不要吃含碘过高的食物。居住在内陆地区的居民，补碘也要有一定的限制。

（2）多吃蔬菜：大家在生活中应该注意多吃花椰菜、甘蓝等有抑制甲状腺分泌激素作用的蔬菜。

（3）多吃海藻：在生活中可多吃海藻等富含碘的食物。但是对于怀孕或哺乳期者，严重肝、肾功能障碍者应该慎用。

（4）避免刺激物：在生活中应该要注意少吃辛辣等刺激性食物，咖啡、茶等也要尽量少喝。多吃花生和凉性食物，如西瓜、菜豆、芹菜等有很好的预防甲亢发生的作用。花生也有很多好的预防甲亢发生的作用。

（5）多吃新鲜水果：为了预防甲亢的发生，在生活中要注意多吃富含维生素的水果。例如，苹果、桃、香蕉、柿等。

（6）精神预防：预防甲亢的发生，要注意避免一些精神诱因，注意劳逸结合，不要劳累过度。还要做到饮食有一定规律，切忌暴饮暴食，起居要有一定规律。另外，可通过体育锻炼的方式增强体质，预防甲亢的发生。

# 第五章　脊柱四肢系统健康教育

## 第一节　颈　椎　病

### 一、什么是颈椎病?

颈椎病是由于颈椎间盘退行性改变、膨出、突出，颈椎骨质增生，韧带增厚、变性、钙化等原因，刺激或压迫其周围的神经、血管、脊髓、肌肉等组织所引起的一系列临床表现。

### 二、为什么会造成颈椎病?

**1. 退行性变**　颈椎是脊柱中体积最小、灵活性最大、活动频率最高的节段，退行性改变发生比较早，又以椎间盘的退行性变最为突出。

**2. 慢性劳损**　超过颈部生理活动的最大限度或局部所能耐受的超限活动，是引起颈椎关节退变的常见原因，如不良的睡眠方式、不正确的工作姿势、不适当的体育锻炼以及精神状态异常等。

**3. 外伤**　颈椎病患者中约有半数病例与外伤有直接关系。

**4. 血管因素**　①血管动力学异常、动脉硬化型改变、血管变异，易诱发锥-基底动脉供血不足；②脊髓血管受刺激或受压时，可出现痉挛、狭窄甚至血栓的形成，从而减少或中断脊髓的供血，诱发脊髓缺血的症状。

**5. 咽喉部炎症**　咽喉及颈部炎症可刺激邻近肌肉、韧带等组织，诱发颈椎病或使病情加重。

**6. 颈椎的先天畸形**　在颈椎病患者中，局部的畸形为正常人的一倍以上。

### 三、颈椎病有哪些临床分类?

**1. 软组织型颈椎型**　症状以颈后疼痛、发僵为主，常于晨起、久坐、受寒后发作。主要表现为颈椎活动度受限，颈肩背部肌肉紧张、压痛。

**2. 神经根型颈椎型**　症状为肩颈部疼痛，一侧上肢持续性或间歇性疼痛或麻木。颈部活动或咳嗽时加重。主要表现为颈部僵直、活动受限、颈部肌肉痉挛，受累节段棘突压痛。

**3. 椎动脉型颈椎型**　症状为发作性眩晕，复视伴有眼震。伴随恶心、呕吐、耳鸣或听力下降。症状与颈部位置改变有关。少有肢体麻木、感觉异常。可出现一过性瘫痪，发作性昏迷。

**4. 交感型颈椎型**　症状为头晕或眩晕、头痛或睡眠欠佳、记忆力减退、注意力不易集中等，眼胀、干涩或多泪、视力变化、视物不清、耳鸣、耳堵、听力下降、口干、恶心甚至呕吐、腹胀、腹泻、消化不良、嗳气，以及心悸、胸闷、心率变化、心律失常、血压变化等。面部或某一肢体多汗、无汗、畏寒或发热，有时感觉疼痛、麻木。

**5. 脊髓型颈椎型**　症状为出现一侧或双侧下肢麻木、沉重感，随后逐渐出现行走困难，下肢各组肌肉发紧、抬步慢，不能快走。继而出现上下楼梯时需要借助上肢扶着拉手才能登上台阶。严重者步态不稳、行走困难。患者双脚有踩棉感。还可出现一侧或双侧上肢麻木、疼痛，双手无力、不灵活，写字、系扣、持筷等精细动作难以完成，持物易落。部分患者出现膀胱和直肠功能障碍。如排尿无力、尿频、尿急、尿不尽、尿失禁或尿潴留等排尿障碍，大便秘结，性功能减退。

### 四、哪些人易患颈椎病?

**1. 从年龄上讲**　伴随着年龄的增长，颈椎的慢性劳损会引起椎间盘变性、弹性减弱，椎体边缘骨刺形成，小关节紊乱，韧带增厚、钙化等一系列退化性病理改变。因此，中老年人患颈椎病者较多。

**2. 从职业上讲**　长期低头伏案工作者或头颈常向某一方向转动者易患颈椎病。这些职业包括办公室工作人员、打字员、抄写者、计算机操作人员、会计、刺绣女工、手术室护士、长期观看显微镜者、交通警察和教师等。虽然这些职业的工作量、工作强度并非很大，但由于工作姿势不当，长期低头，造成颈后肌群、韧带等组织劳损（低头时，椎间盘承受的内压较大），或头颈常偏于一侧引起局部劳损。因此这些职业的工作人员颈椎病的发病率较高。

**3. 从睡眠姿势上讲**　当枕头过高、过低或枕的部位不当时，不良睡眠姿势持续时间较长，睡眠时间又不能及时调整，易造成椎旁肌肉、韧带、关节平衡失调，张力大的一侧易疲劳而产生不同程度的劳损。因此，喜欢卧高枕者及有反复"落枕"病史者易患颈椎病。此外，躺着看书、看电视时头部长久单一姿势等日常生活中不良姿势过多的人，也易发生颈椎病。

**4. 有头部外伤史的患者**　由于交通事故、运动性损伤导致的颈椎损伤，往往诱发颈椎病。外伤后的颈椎病以年轻人较为多见。如体育活动中不适当的运动，超过了颈部所能耐受的量；军事训练中失手造成的颈部意外创伤等，往往会导致损伤后的椎间盘、韧带不能修复而发病。

**5. 有颈椎先天性畸形者**　如先天性椎管狭窄、先天性椎体融合、颈肋和第 7 颈椎横突肥大等，易患颈椎病。咽喉部炎症有时也可成为诱发颈椎病症状的原因。

## 五、如何预防颈椎病？

1. 定时改变头颈部体位，注意休息，劳逸结合。抬头并向各方向适当地轻轻活动颈部，不应让颈椎长时间处于弯曲状态。伏案工作不宜持续时间过长。

2. 减少工作量，适当休息。症状较重、发作频繁者，应停止工作，绝对休息，最好能够卧床休息。有助于提高对颈椎病的预防和治疗效果。

3. 避免重体力劳动、提重物等，保护颈部，防止受伤。上肢应该避免提重物，当上肢提重物时，力量可经过悬吊上肢的肌肉传递到颈椎，使颈椎受到牵拉，增加了颈椎之间的相互压力。

4. 注意日常饮食。多吃新鲜的蔬菜，如豆芽、海带、木耳、大蒜、芹菜、红薯、冬瓜、绿豆。

## 六、颈椎病有什么危害？

**1. 单纯疼痛**　仅限于颈椎关节的肌肉受伤，未出现脊髓神经压迫，这类状况会时好时坏，一般接受复健、视情况给予药物治疗就能消除疼痛。

**2. 手部神经根刺痛、麻木**　神经已伤、但多半只伤到周边的神经，经过药物治疗、复健等，即会进步和改善。

**3. 脊髓压迫、手脚乏力**　这是最严重的程度，病情一定会持续恶化，往往需要接受手术治疗，但如果压迫状况恶化到一定程度，即使进行手术，某些神经损害也无法恢复。

## 七、低头族和颈椎病之间有什么关系？

颈椎和腰椎生理曲度是往前突的。长期低头玩手机使颈部生理曲度出现"曲相变直"，更严重的会出现"生理曲度反张"。长期低头会使颈部肌肉处于牵拉状态，引起颈项部肌肉的紧张，从而缺乏弹性，严重的会使颈神经、椎动脉甚至脊髓受到压迫或刺痛，引起颈项部酸痛、手麻、恶心，双下肢走路犹如"踩棉花"。只要颈椎长期处于一个单一的姿势，不管是特别低头、稍微低头还是直视，都会使某一特定肌群受到牵拉，从而使肌肉出现劳损、功能失调，引起颈椎病的一系列临床症状。

## 八、颈椎病导致手麻怎么办？

**1. 药物治疗**　可选择性应用止痛剂、镇静剂、维生素（如维生素 $B_1$、维生素 $B_{12}$），对症状的缓解有一定的效果。

**2. 运动疗法**　各型颈椎病症状基本缓解或呈慢性状态时，可开始医疗体操以促进症状的进一步消除及巩固疗效。症状急性发作期宜局部休息，不宜增加运动刺激。有较明显或进行性脊髓受压症状时禁忌运动，特别是颈椎后仰运动应禁忌。椎动脉型颈椎病时颈部旋转运动宜轻柔缓慢，幅度要适当控制。

**3. 牵引治疗**　"牵引"在过去是治疗颈椎病的首选方法之一，但近年来发现，许多颈椎病患者在使用“牵引”之后，特别是长时间使用“牵引”的患者，颈椎病不但没有减轻，反而加重。牵引不但不能促进颈椎生理曲度的恢复，相反牵引拉直了颈椎，反而弱化颈椎生理曲度，故颈椎病应慎用牵引疗法。

**4. 手法按摩推拿疗法** 是颈椎病较为有效的治疗措施。它的治疗作用是能缓解颈肩肌群的紧张及痉挛，恢复颈椎活动，松解神经根及软组织粘连来缓解症状，脊髓型颈椎病一般禁止重力按摩和复位，否则极易加重症状，甚至可导致截瘫，即使早期症状不明显，一般也推荐手术治疗。

**5. 理疗** 在颈椎病的治疗中，理疗可起到多种作用。一般认为，急性期可行离子透入、超声波，紫外线或间动电疗法等；疼痛减轻后用超声波、碘离子透入，感应电或其他热疗。

**6. 温热敷** 此种治疗可改善血循环，缓解肌肉痉挛，消除肿胀以减轻症状，有助于手法治疗后使患椎稳定。本法可用热毛巾和热水袋局部外敷，急性期患者疼痛症状较重时不宜做温热敷治疗。

**7. 手术治疗** 严重有神经根或脊髓压迫者，必要时可手术治疗。

## 九、颈椎病患者如何选好枕头？

首先是枕头的外形，横截面要以中间低，两端高的元宝形或哑铃型为佳；而侧面看，应该是一个贴合颈椎生理曲度的弧形。

其次，枕芯的填充物也是影响枕头舒适度的一个重要因素。过硬的枕头受力不会变形，因此舒适性差，而过于松软的枕头，在睡眠过程中，枕形不易固定，不能对头颈部形成有效支托，达不到保持颈椎生理曲度的要求。理想的填充物为荞麦皮或者木棉等。

最后是枕头放置的位置，要适合颈椎曲度的枕形，应该沿颈椎曲度到头后枕部形成高隆的曲度，这样才能够保持和适应颈椎正常的生理曲度。如果将头后枕部枕在枕头的最高处，颈椎悬空，颈椎形成过度屈曲，颈周肌肉、韧带、关节束处于紧张状态，椎动脉的通路受阻，可出现睡醒后颈项僵直、头昏、乏力的现象。而枕头垫得过于靠下，头部空在枕头外，呈下颌上扬、颈部后伸的姿势，也不是一个舒适的体位。正确的位置应该是，枕头弧度的最高点正对脖子正后方，而和后枕部相接触的部位就应该低一些、软一些，起到辅助作用，使得头部和肩部都得到枕头的支撑。枕头的最佳长度则是超过自己肩宽 10～15cm。

## 十、颈椎病可以根治吗？

颈椎病是可以根治的，但过程比较长，除了药物治疗、理疗等，养成良好的生活习惯也是根治的主要方法。

## 十一、颈椎病治疗原则有哪些？

颈椎病的治疗方法很多，一般来说，可以遵循五个顺序先后进行，不宜颠倒。

**1. 正确的休息** 卧床休息是治疗颈椎病的最基本方法，包括绝对卧床休息和相对卧床休息。而卧床休息，包括卫生用床、卫生用枕、卫生的睡眠姿势、合理的睡眠时间。因此休息应当在防治方法之首，如睡硬床、睡眠使用颈椎平衡支架（作为枕头的替代品）、多平卧、少侧卧、不俯卧、早起早睡、睡足 8 小时等。

**2. 正确的运动** 这里所讲的运动，包括静力态与动力态的运动。

静力态的运动，如站、坐的姿势必须保持颈胸腰背的挺直状态，因为脊柱的生物力学平衡态必须体现于正面观的脊柱直立状态和侧面观的正常的生理弧度，这是脊柱的生物力学平衡态，任何脊柱正面观的非直立状态和侧面观的异常的生理弧度必然造成脊柱的生物力学失平衡态，这是脊柱退变的重要病因。动力态的运动，可选择适合颈部功能锻炼的颈椎操、八段锦、五禽戏等。在此基础上，可进一步做适当的慢跑、快走、游泳、打球等运动。

**3. 正规的非手术治疗** 如推拿、理疗、热敷、针灸、牵引等。

**4. 药物治疗** 包括外用与内服，当然首选外用，次选内服。

**5. 手术治疗** 如经过正规的非手术治疗确实无效，且病情不断加重，才考虑进行手术治疗。

## 十二、预防颈椎病需要养成的良好习惯有哪些?

**1. 体位及姿势**

（1）坐姿：宜端正，勿弓腰驼背或过分低头，忌长时间低头，应每 30～60 分钟抬头、颈伸活动 1～2 分钟。

（2）立姿、行走及活动：宜挺胸抬头，平视前方；忌头过仰活动。

（3）卧姿及枕头：宜维持颈椎前凸的正常生理弯曲，忌枕头过高或过低。①枕高：仰卧位，枕高同拳宽；侧卧位，枕高同单侧肩宽。②枕软硬度：适中，以舒适并能衬托支撑颈部生理弯曲为宜。③枕位：置于颈后，维持颈椎前凸的生理弯曲。④枕填充物：以能使枕头适当塑型及吸水性能良好的材料为宜。可依个人具体情况而定。⑤牵引枕：直径 15cm 左右的填充较饱满的圆柱枕，枕于颈后，可用于脊髓型颈椎病以外的各型颈椎病，每日枕 2～3 次，每次 15～30 分钟。

**2. 颈部的保健**

（1）颈部保暖，避免风寒侵袭。

（2）适当的关节活动、颈背肌训练。可在局部肌肉评价的基础上制订相应的锻炼方案。

（3）颈椎保健操，有助于改善颈部血液循环，促进炎症的消退，解除肌肉痉挛，减轻疼痛，防止肌肉萎缩。具体方法是：

1）双手十指交叉放在颈部，头用力向后伸，坚持 5 秒；然后向左伸，坚持 5 秒；再向右伸，再坚持 5 秒。颈部伸的时候要以手用力阻挡。头虽没动，但通过两个方向力的较量让相应的颈部肌肉进行收缩。

2）“米”字操中的折叠预备式，坐在椅子上，腰背挺直，尽量让颈部伸展，下颌略收，双臂放松下垂，肩膀向后微微张开。感觉整个身体充分拉伸，保持 5 秒，然后慢慢放松。注意不要闭眼，目视前方。科学研究发现，肌肉持续收缩 5 秒对颈部是非常有好处的。而在颈部出现问题的情况下，这种运动对颈部有很好的保护作用。

# 第二节　腰　　痛

## 一、什么是腰痛?

腰痛又称“腰脊痛”，是指因外感、内伤或挫闪导致腰部气血运行不畅，或失于濡养，引起腰脊或脊旁部位疼痛为主要症状的一种病证。

## 二、为什么会腰痛?

当腰部软组织出现功能失调、组织损伤（包括出血、肿胀、纤维断裂、小关节滑膜嵌顿等）时，受伤组织会发生一系列病理变化而形成慢性创伤性瘢痕、粘连，导致肌力减弱和失调，疼痛和保护性肌痉挛，局部软组织张力升高，影响腰部正常的功能发挥和平衡协调。

## 三、腰痛有哪些临床表现?

以腰部一侧或两侧发生疼痛为主要症状。腰痛常可放射到腿部，常伴有外感或内伤症状。腰椎 X 线照片等检查常可见异常。妇女由于有月经、孕育、分娩、哺乳等生理特点，同时又有月经病、带下病、妊娠病、妇科杂病及节育等病理特点，所以腰痛是常见的病症。经产妇女 80%以上都可出现腰痛，特别是经期、孕期和产后的腰痛，常被认为是生理性疼痛，不需要特别治疗。

## 四、如何预防腰痛?

**1.** 保持良好的生活习惯，防止腰腿受凉，防止过度劳累。

**2.** 站或坐姿要正确。脊柱不正，会造成椎间盘受力不均匀，是造成椎间盘突出的隐伏根源。正确的姿势应该“站如松，坐如钟”，胸部挺起，腰部平直。同一姿势不应保持太久，适当进行原地活动或腰背部活动，可以解除腰背肌肉疲劳。

**3.** 锻炼时压腿弯腰的幅度不要太大，否则不但达不到预期目的，还会造成椎间盘突出。

**4.** 提重物时不要弯腰，应该先蹲下拿到重物，然后慢慢起身，尽量做到不弯腰。

**5.** 饮食均衡，蛋白质、维生素含量宜高，脂肪、胆固醇宜低，防止肥胖，戒烟控酒。

**6.** 工作中注意劳逸结合，姿势正确，不宜久坐久站，剧烈体力活动前先做准备活动。

**7.** 卧床休息，宜选用硬板床，保持脊柱生理弯曲。

**8.** 避寒保暖。

**9.** 腰椎间盘突出是运动系统疾病，预防原则要求减少运动，放松休息。

**10.** 平时应加强腰背肌锻炼。

### 五、搬运重物时，预防腰痛的正确弯腰姿势是什么？

**1.** 先将身体向重物尽量靠拢，双腿下蹲降低重心，保持后背直立，同时收紧腰腹部。

**2.** 在搬移重物时，要注意使双膝处于半屈曲状态，使物体尽量接近身体，减轻腰背肌肉和韧带负担，减少损伤机会。

### 六、预防腰痛正确的坐姿是怎样的？

**1.** 座高的标准是双足置于地面保证膝关节呈 90°。

**2.** 大腿及臀部全部接触座位以保证均匀受力。

**3.** 躯干直立，最好腰部有符合腰椎生理前凸的支撑。

**4.** 颈部直立稍微后伸保证头部中立位，双眼平视或俯视 15°。

**5.** 双肩向后张开且放松使上臂自然下垂。

### 七、怎样锻炼可以预防腰痛？腰背肌力量锻炼的方式有哪些？

**1. 桥式运动**　取仰卧位，双膝屈曲并拢置于床上，抬起臀部，头部和肩部置于床面，整个人形成拱桥状故得名桥式运动。每天早、晚各 1 次，每次 3 组、每组 15 个，每个维持 5 秒。

**2. 飞燕运动**　取俯卧位，以腰部作为支点双手可根据自身情况置于身体两侧、背部或头部，用力同时抬起自己的头部和双脚。每天早、晚各 1 次，每次 3 组、每组 15 个，每个维持 5 秒。

**3. 平板支撑运动**　人体俯卧位，双前臂支撑在身体前方，保持身体笔直，尽力保持最长支撑时间。每天早、晚各 1 次，每次 3 组，每组间隔 2～3 分钟。

## 第三节　关　节　痛

### 一、什么是关节痛？

关节痛是一症状名称，由关节本身或全身性病变所引起。主要由骨关节炎、类风湿关节炎、关节外伤、化脓性关节炎、结核性关节炎以及发热性疾病等致关节痛、红肿、炎症和活动受阻、功能受限。

### 二、关节痛主要在哪些部位？

关节痛主要部位为：①膝痛；②髋痛；③肩痛；④肘痛；⑤腕与手部疼痛。

### 三、为什么会关节痛？

**1. 感染性关节炎**　多种细菌可以通过血运感染、直接感染及蔓延感染途径而导致关节感染。最为常见的细菌为金黄色葡萄球菌。

**2. 代谢障碍性关节病**　代谢障碍性关节病最多见的是痛风性关节炎，其发病机制为嘌呤代谢障碍。当内源性尿酸生成过多，外源性尿酸摄入过多而尿酸排泄减少，使血中的尿酸浓度增高，当血尿酸浓度超过 476μmol/L 时，尿酸盐即可沉积在关节囊、软骨骨端松质骨、肾脏及皮下组织中，引起组织损坏炎性变及异物反应，局部尿酸盐沉积过多者即成为痛风石。

**3. 关节软骨退化引起的关节病变——增生性骨关节炎**　原发性增生性关节炎发病往往受年

龄、遗传、体质和代谢的影响。继发性增生性关节炎在临床上比较多见，常继发于关节畸形、关节损伤、关节炎症之后。

**4. 关节周围结构疾患**　关节痛有许多是由于关节周围结构的病损而产生的。关节周围的结构，如关节囊、滑囊肌肉、肌腱、腱鞘筋膜等结缔组织，本身可以发生炎性病变，也可以产生慢性劳损伤。

**5. 药物性关节病**　大剂量应用铁葡聚糖可使类风湿关节炎症状加重。关节内反复注射皮质激素可引起关节软骨的破坏性改变，而导致关节痛。在一些罕见的病例、服用巴比妥酸盐可引起称为“巴比妥酸盐风湿病”的关节痛。大剂量长期应用皮质激素可诱发股骨头坏死，产生髋关节痛。

**6. 继发于其他主要系统疾病的关节痛**　如溃疡性结肠炎、牛皮癣、肿瘤、缺血性骨坏死症、骨内压与关节痛骨内压。

### 四、如何预防关节痛？

**1. 采用正确的训练方式**　确保严格、标准的动作规范，确保负重量在自己能完全控制的范围之内，采用合理的动作幅度，是确保关节安全和避免受伤的首要因素。

**2. 确保充足饮水**　水分含量充足的肌肉更强壮有力，而且活动幅度更大。

**3. 摄入健康的脂肪**　健康的脂肪能对抗炎症，高浓缩的 Ω-3 脂肪酸和樱草油（富含 Ω-6 脂肪酸）等健康的脂肪能起到润滑关节的作用。

**4. 避免负荷过度**　合理安排训练计划，确保同一个关节不会连续多日承受较高的负荷。

**5. 按摩**　按摩对保持肌肉的弹性和含水量具有非常重要的价值，而且能有效地放松肌肉。当肌肉较紧张时，动作容易变形，而且韧带会承受更多的训练负荷，最终导致关节承受更多的负荷。这样的连锁反应能导致韧带和关节发生急性的炎症和慢性疼痛。每周按摩一两次能有效地放松肌肉。30 分钟的深层组织按摩能充分放松任何肌肉，并且能消除肌肉中产生的瘢痕组织，这些瘢痕组织有可能影响肌肉正常收缩。

**6. 拉伸**　拉伸是预防和缓解关节疼痛的有效手段。拉伸能使肌肉保持放松，每天坚持做拉伸才能获得良好的效果。

### 五、关节痛日常应该注意什么？

1. 居住的房屋要通风、向阳，保持空气新鲜。不要在水泥地板及风口处睡卧。

2. 洗濑宜用温水，睡前洗脚，最好将双足浸入中药洗方汤药中，不但可以促使下肢血流通畅，还可以消肿痛、除风湿。

3. 风湿病急性期或急性发作期，有明显的红、肿、热、痛者，要卧床休息 2～3 周，腰椎病患者忌性生活。

4. 患者出汗较多时，须用干毛巾及时擦干，衣服汗湿后应及时更换，避免风、寒、湿侵体。

5. 注意保暖，避免受风、受潮、过度劳累及精神刺激，预防感冒，以减少自然因素对疾病的影响。

6. 风湿病患者在饮食方面要按自己所患病症的轻重，遵照医嘱，调理饮食和忌口。

7. 风湿病在病情控制后可以参加一些省力的日常劳动，并坚持体育锻炼以增强体质，提高抗病能力。

8. 风湿病患者要保持良好的精神状态，正确对待疾病，切不可急躁焦虑。

## 第四节　痛风性关节炎

### 一、什么是痛风性关节炎？

痛风性关节炎是一个以具有自限性和剧烈疼痛为特点的无菌性炎症。关节内尿酸浓度过饱和形成结晶，作为异物进而触发机体固有免疫反应，导致关节及其周围组织的急性炎症反应。

## 二、为什么会发生痛风性关节炎?

现代医学认为痛风发病的先决条件是高尿酸血症，高尿酸血症是指 37℃时血清中尿酸含量男性超过 416μmol/L（70 mg/L），女 性 超 过 357μmol/L（60mg/L）。超过此浓度时尿酸盐可沉积在组织中造成痛风组织学改变，导致痛风性关节炎的发作。

## 三、痛风性关节炎的危害是什么?

如果病情加重且在发作后不积极治疗，将会导致更频繁的发作并可波及多个关节，病变关节将产生永久性损害。

## 四、痛风性关节炎的临床表现是什么?

痛风性关节炎的临床特点为高尿酸血症及由此而引起的特征性急性关节炎反复发作、痛风石沉积、痛风石性慢性关节炎和关节畸形，常累及肾脏引起慢性间质性肾炎和尿酸肾结石形成。

**1. 急性关节炎期** 多在夜间突然发病，受累关节剧痛，首发关节常累及第一跖趾关节，其次为踝、膝等。关节红、肿、热和压痛，全身无力、发热、头痛等。可持续 3～11 天。饮酒、暴食、过劳、着凉、手术刺激、精神紧张均可成为发作诱因。

**2. 间歇期** 为数月或数年，随病情反复发作，间期变短、病期延长、病变关节增多，渐转成慢性关节炎。

**3. 慢性关节炎期** 由急性发病转为慢性关节炎期平均 11 年左右，关节出现僵硬畸形、运动受限。30%左右患者可见痛风石和发生肾脏合并症，以及输尿管结石等。晚期有高血压、肾和脑动脉硬化、心肌梗死。少数患者死于肾衰竭和心血管疾病。

## 五、痛风性关节炎的治疗原则是什么?

**1. 急性期** 以迅速控制痛风性关节炎的急性发作为主要目标。

**2. 慢性期** 以预防急性关节炎复发、纠正高尿酸血症、预防尿酸盐沉积造成关节破坏及肾脏损害为主要目标。

**3. 痛风石期** 以手术剔除痛风石、提高生活质量为主要目标。

## 六、如何预防痛风性关节炎?

**1. 多饮水少喝汤** 多饮白开水可以稀释尿酸加速排泄使尿酸水平下降。高汤中含有大量嘌呤成分，饮后不但不能稀释尿酸，反而导致尿酸增高。

**2. 多吃碱性食物，少吃酸性食物** 痛风性关节炎患者本身有嘌呤代谢紊乱，尿酸异常，如果过多吃酸性食物会加重病情。而多吃碱性食物能帮助补充钾、钠、氯离子，维持机体酸碱平衡，预防痛风性关节炎。

**3. 多吃蔬菜，少吃饭** 多吃菜有利于减少嘌呤摄入量，增加维生素 C，增加纤维素。少吃饭有利于控制热量摄入，限制体重。

**4. 运动后及时补充水分** 无论从事何种运动致大量出汗后，血液浓度会有所增高，如果有合适的温度（约 37℃），血尿酸易集聚在某关节处导致痛风性关节炎的发生。所以及时补充水分能降低其发生率。

**5. 定期复查血尿酸** 可以根据血尿酸的水平评定近期血液中尿酸水平，依此可以采取饮食、运动或药物等方式改善其水平。

## 七、哪些食物中嘌呤含量高易导致痛风性关节炎?

**1. 极高危险**（150～1000mg/100g） 酵母、胰脏、浓缩肉汁、肉脯、沙丁鱼、凤尾鱼、牛肝、肾。

**2. 较高危险**（75～150mg/100g） 咸猪肉、鹅肉、松鸡、肝、肾、野鸡、羊腿肉、鸽肉、小牛肉。

**3. 中等危险**（最多 75mg/100g）　芦笋、鲈鱼、牛肉、鸡肉、比目鱼、火腿、羊排、牡蛎肉、兔肉、鱼卵、虾、动物内脏、菠菜和豆类。

**4. 最低危险**（基本不含嘌呤）　茶、咖啡、果汁、汽水、巧克力、可可、各种乳类和乳酪、蛋类、各种脂肪、黄油、海参、面粉、谷类、糖、各种坚果、蔬菜（除豆类和菠菜）、水果类、鱼肝。

### 八、急性期痛风性关节炎的注意事项有哪些?

1. 局部疼痛剧烈时须严格卧床休息，适当抬高患肢，以利血液回流，使用支架避免患部受压，避免受累关节负重。

2. 生活上给予照顾，协助患者翻身，应穿宽松，柔软的鞋，鞋袜切勿过小、过紧、过硬，防止足部损伤。

3. 局部不宜用冷敷或热敷，因冷敷不利于炎症的吸收和消散，容易导致尿酸进一步沉积于皮下，使局部炎症加重；热敷可使病变部位充血水肿加剧。

4. 关节疼痛缓解 72 小时后才可恢复活动，可先进行适当的医疗体育活动。

## 第五节　腰椎间盘突出症

### 一、什么是腰椎间盘突出症?

腰椎间盘突出症主要是指腰椎，尤其是 $L_4$～$L_5$、$L_5$～$S_1$、$L_3$～$L_4$ 的椎间盘纤维环破裂和髓核突出压迫和刺激相应水平的一侧或双侧神经根所引起的一系列症状和体征，以 $L_4$～$L_5$、$L_5$～$S_1$ 最为常见。

### 二、哪些因素会造成腰椎间盘突出?

**1. 腰椎间盘的退行性改变是基本因素**　髓核的退变主要表现为含水量的降低，并可因失水引起椎节失稳、松动等小范围的病理改变；纤维环的退变主要表现为坚韧程度的降低。

**2. 损伤**　长期反复的外力造成轻微损害，加重了退变的程度。

**3. 椎间盘自身解剖因素**　椎间盘在成年之后逐渐缺乏血液循环，修复能力差。在上述因素作用的基础上，某种可导致椎间盘所承受压力突然升高的诱发因素，可能使弹性较差的髓核穿过已变得不太坚韧的纤维环，造成髓核突出。

**4. 遗传因素**　腰椎间盘突出症有家族性发病的报道。

**5. 腰骶先天异常**　包括腰椎骶化、骶椎腰化、半椎体畸形、小关节畸形和关节突不对称等。上述因素可使下腰椎承受的应力发生改变，从而构成椎间盘内压升高且易发生退变和损伤。

**6. 诱发因素**　在椎间盘退行性变的基础上，某种可诱发椎间隙压力突然升高的因素可致髓核突出。常见的诱发因素有增加腹压、腰姿不正、突然负重、妊娠、受寒和受潮等。

### 三、腰椎间盘突出最常见的症状是什么?

**1. 局部疼痛**　腰痛是最早的症状；多表现为下背痛，疼痛涉及腰背部及患侧臀部。

**2. 坐骨神经痛**　神经根受到刺激，放射至患侧下肢引起的疼痛，多表现为股后部、小腿外侧、足跟、足背外侧及足趾痛。

**3. 感觉异常**　麻木是突出的腰椎间盘压迫本体感觉和触觉纤维引起的。

**4. 步态异常**　疼痛较重者步态为跛行，又称减痛步态，其特点是尽量缩短患肢的支撑期，重心迅速从患侧下肢移向健侧下肢，并且患肢常以足尖着地，避免足跟着地震动引起疼痛。

**5. 局部压痛**　椎间盘突出部位的椎间体间隙、棘上韧带、棘间韧带及棘旁突有压痛，慢性患者棘上韧带可有指下滚动感，对诊断腰椎间盘突出症有价值。

**6. 脊柱变形**　腰椎间盘突出症患者常出现腰椎曲度变直，侧凸和腰骶角的变化，这是机体为避免神经根受压自我调节造成的。

## 四、如何预防腰椎间盘突出？

腰椎间盘突出最重要的原因是本身的退变和外伤。因此，如何延迟腰椎间盘的退变以及避免外伤，是预防突出的根本途径。

**1.** 加强腰背肌的锻炼。两侧强有力的腰背肌可以稳定脊柱、防止腰背部的软组织损伤和劳损、减轻腰椎的负荷、增加局部的血液循环、减慢腰椎间盘退变的过程。

**2.** 改善工作环境，注意劳动姿势。某些需要长期弯腰的，腰椎间盘承受的压力较一般站立时增加一倍。如果从井中弯腰提水，则压力增加更高。长期坐位工作的劳动者，如司机等，腰背痛的发病率较高。注意劳动的姿势，劳动过程中坚持适当活动，做工间操，对腰椎间盘突出的预防有所帮助。

**3.** 劳动部门应有适当的规定，限制劳动者的最大负重，避免过度负重加速腰椎间盘的退变。从事剧烈腰部运动的运动员和其他工作者，应当加强腰背部的保护，经常进行健康检查，防止反复受损。

**4.** 日常生活中应避免过度弯腰的活动，尤其有腰部劳损者更应注意。需要弯腰取重物时，最好先将膝关节屈曲，蹲下，避免腰部过度弯曲，减轻腰椎负荷，减少椎间盘突出的可能。

**5.** 睡硬板床，注意保护腰背部，避免湿冷对腰背部的影响。

总之腰椎间盘突出的预防非常重要，在日常生活和劳动中，时时都应予以足够的重视。应当坚持锻炼。只要做到这几点，就能有效地预防腰椎间盘突出。

## 五、腰椎间盘突出有什么危害？

腰椎间盘突出可压迫神经，出现局部的水肿、炎症等，如果治疗不及时、长期如此，可以出现乏力、感觉异常等，甚至瘫痪。

## 六、腰椎间盘突出有效的锻炼方法是什么？

**1. 飞燕式锻炼** 患者俯卧于硬板床上，双臂靠在身体两侧伸直，头和肩以及双臂向后上方抬起，与此同时，双腿伸直向上抬高，使整个身体像一只飞翔的燕子，抬起后再放松落下，一次锻炼反复做 10 次。该方法是自我疗法中比较有效的一种治疗。轻度腰椎病患者一般 3～6 个月即可得到明显改善。

**2. 拱桥式锻炼** 患者仰卧在硬板床上，双侧同时屈肘、屈髋、屈膝，再以头、双足双肘五点做支撑，双掌托起腰用力把腰拱起，经过一个阶段的锻炼后，腰部肌力较前提向时，可将双上肢屈曲放于胸前，以头及双足三点做支撑进行拱腰锻炼。逐渐改用双掌双足四点支撑，进行拱桥状锻炼。一次锻炼反复做 10 次，可以舒缓腰部疲劳、酸痛症状。

**3. 抱膝进行腹肌的锻炼** 患者仰卧于硬板床上，双膝屈曲，收腹使躯干抬起，双手触膝。进行反复锻炼 40～60 次，用于舒缓整个腰部肌肉及韧带，达到治疗效果。

**4. 深膝蹲锻炼** 两脚分开与肩同宽，下蹲的时候脚跟不要离地，臂部靠近小腿。同时双手握拳前伸，开始动作要慢，站起来时伸腰收回双拳，动作由慢到快，反复做 100 次。

## 七、腰椎间盘突出急性期要注意什么？

**1. 卧床休息** 急性期患者应绝对卧硬板床休息 2～3 周，减轻腰椎负担，腰部放置软垫，使肌肉放松。

**2. 饮食护理** 饮食宜清淡，多饮水，多吃新鲜蔬菜、水果及含钙丰富的高蛋白、高维生素、易消化食物，忌食生冷油腻食物。

**3. 功能锻炼** 卧床期间坚持做深呼吸，进行腰背肌功能锻炼，预防肌肉萎缩，增强脊柱稳定性，锻炼应由易到难，循序渐进，逐渐增加，避免疲劳。

## 八、腰椎间盘突出症缓解期要注意什么?

**1. 指导患者养成坐、站、行和劳动的良好姿势**　如拿拾地上物品时应避免弯腰动作，用髋、膝关节弯曲下蹲，腰背部挺直，动作要缓慢，转身时应侧身不转腰，采取合理的姿势起床站立等。

**2. 加强功能锻炼**　患者疼痛缓解后，可逐渐增加活动量，尤其要针对性地加强患者腰背肌锻炼，促进其功能恢复，而且要做到坚持不懈，才能最终取得实效。

**3. 建立良好的生活方式**　保持健康、规律的作息，戒除烟酒，注意控制饮食，不要吃过于油腻的食物，以清淡易消化的食物为主，忌生、冷、硬，可适当多吃大枣、羊肉、肾、肝等滋补肝肾的食物。

## 九、平时应该怎样预防腰椎间盘突出症?

平时应该从以下几个方面预防腰椎间盘突出症的发生：

1. 在寒冷、潮湿的季节应注意保暖，特别是在夏天不要贪凉。

2. 不要久坐。尽量不要长时间开车，不要通宵打牌，外出旅游或出差时尽量选择坐卧铺。

3. 不要提重物。最好不要提超过 5kg 的重物。

4. 平时劳动时应注意正确姿势。避免弯腰直接起身提重物，应该先下蹲拿到重物，然后再慢慢起身，尽量做到不弯腰。

5. 加强锻炼。锻炼时要腹肌和腰背肌结合起来一起锻炼，不提倡单一锻炼腰背肌或腹肌，最好能在专业医师的指导下完成训练。

## 十、为什么高跟鞋会加重腰椎间盘突出?

从人体力学角度讲，鞋对于人，就相当于建筑物的地基，地基前倾，重心必然前移，脊柱的弯曲加大，高跟鞋被称为“腰椎杀手”的道理也就在于此，它强制人体重心前移。所以，椎间盘突出症患者不宜穿高跟鞋。

## 十一、长期开车腰痛应注意什么?

**1. 保持腰部强健**

（1）锻炼：规律的低强度有氧锻炼可以提高腰背肌的力量、耐力和柔韧性而不会造成损伤。游泳和行走是较好的选择。

（2）肌肉功能训练：腹肌和腰背肌训练可以提高身体协调性，髋部和大腿肌肉的柔韧性训练可以改善骨盆力线，改善腰部的症状。

（3）戒烟：吸烟可导致血液中的氧含量降低，延迟损伤组织的愈合。

（4）维持合理体重：体重过大使得腰部肌肉承受过大压力。减轻体重可以缓解腰痛。

**2. 聪明地使用身体**

（1）避免弯腰、旋转、抬升重物、久坐（2 小时以上）等。

（2）坐腰部垫枕，久坐时要不时地活动腰部。

（3）卧睡硬床，屈腿侧卧，仰卧时要膝下垫枕。

（4）提物避免扭腰，可以用脚替代；避免弯腰提重物，可用屈髋、屈膝代替弯腰；避免任何不均衡用力；提拿的物体要靠近身体。

（5）避免晨起弯腰有助于减轻腰痛。

（6）保持日常活动比卧床休息更有助于减轻疼痛。

# 第六节　骨 量 减 少

## 一、什么是骨量?

骨量是指单位体积内，骨组织[骨矿物质（钙、磷等）和骨基质（骨胶原、蛋白质、无机盐等）]

的含量。通常用骨量来形容和表示骨骼，特别是四肢骨骼的粗细。不管对任何脊椎动物，也不管他们是老还是少，骨量都是非常重要的，它代表了骨骼健康的情况。骨量同遗传、营养、运动、日照、保健都有关系。

### 二、骨量减少的诊断标准是什么？

世界卫生组织（WHO）于 1994 年提出骨峰值骨密度减低 1.05 个标准差为骨量减少诊断参考值。骨量减少是骨质疏松症发病前的一个重要阶段，骨质疏松症最严重的危害就是骨折。

### 三、骨量多少是由什么决定的？

峰值骨量的多少主要由遗传因素、营养状况、生活习惯等决定。儿童生长期与妇女怀孕、哺乳期钙的足量供应，成人克服不良嗜好（如吸烟、饮酒等），加强负重运动，都可以增加机体的骨量储备。

### 四、骨量减少的危害是什么？

骨量减少说明“骨头不够硬”，如果不及时纠正，便有可能进展为骨质疏松。

### 五、如何预防骨量减少？

在日常的食物中，含钙较多的有牛奶、奶酪、鸡蛋、豆制品、海带、紫菜、虾皮、芝麻、山楂、海鱼、蔬菜等。特别是牛奶，每 100g 鲜牛奶含钙 120mg，如果每人每天喝奶 250g，便能提供钙 300mg；每天喝牛奶 500g，便能供给 600mg 的钙；再加上膳食中其他食物供给的 300mg 左右的钙，便能完全满足人体对钙的需要，值得注意的是，在食用这些含钙丰富的食品时，应避免过多食用含磷酸盐、草酸丰富的食物，以免影响钙的吸收。

骨量的增加不仅仅是补充钙就能实现的。胶原蛋白是人体骨骼，尤其是软骨组织中的重要组成成分。在补充钙的同时，也要补充胶原蛋白，才能达到增加骨量的目的。

## 第七节 骨质疏松

### 一、什么是骨质疏松？

骨质疏松症是一种以骨量低下、骨微结构损坏导致骨脆性增加，易于发生骨折为特征的全身性骨骼疾病。

### 二、骨质疏松的高危人群有哪些？

老年人、绝经女性、有母系家族史、低体重、性激素水平低、吸烟、过度饮酒、饮过多咖啡、缺乏体力活动、饮食营养失衡、高钠饮食、钙和维生素 D 缺乏、有影响骨代谢的疾病和应用影响骨代谢的药物史。

### 三、为什么会骨质疏松？

正常情况下骨的新陈代谢是通过成骨细胞形成新骨，破骨细胞分解吸收骨来完成。人的一生中，骨的形成和吸收呈动态平衡。在儿童和青少年时期，骨形成大于骨吸收；在 30 岁左右，达到骨量的峰值。此后，随着年龄的增加，骨的吸收大于骨的形成。致使骨密度越来越低，当骨密度低于一定标准时，就会发生骨质疏松。

### 四、骨质疏松的诊断标准是什么？

双能 X 线吸收法骨密度测量是 WHO 公认的诊断骨质疏松症的金标准，该法能非常精确地测量出人体的骨密度。$T$ 值是诊断骨质疏松症最有意义的指标，$Z$ 值是将检查的骨密度数据与同性别、同龄人群的骨密度数据库做比较得出的值。$Z$ 值主要应用于对儿童的骨质疏松症诊断，对成年人可反映骨质疏松的严重程度。当 $T$ 值大于−1 为正常；当 $T$ 值为−2.5～−1 为骨量减少（低骨量）；当 $T$ 值小于−2.5 即为骨质疏松；$T$ 值在−2.5 以下，并有脆性骨折（即从站立高度跌倒的骨折，非外力撞击造成的骨折）为严重骨质疏松。

## 五、骨质疏松有什么危害?

骨质疏松会导致骨折概率上升，骨折是骨质疏松最常见的并发症，骨质疏松严重时，一个咳嗽都会引发骨折。

## 六、骨质疏松的临床表现是什么?

**1. 疼痛** 原发性骨质疏松症最常见的症状，以腰背痛多见，占疼痛患者中的 70%～80%。疼痛沿脊柱向两侧扩散，仰卧或坐位时疼痛减轻，直立时后伸或久立、久坐时疼痛加剧，日间疼痛轻，夜间和清晨醒来时加重，弯腰、肌肉运动、咳嗽、大便用力时加重。一般骨量丢失 12%以上时即可出现骨痛。

**2. 身长缩短、驼背** 多在疼痛后出现。脊椎椎体前部几乎多为松质骨组成，而且此部位是身体的支柱，负重量大。尤其第 11、12 胸椎及第 3 腰椎负荷量更大，容易压缩变形，使脊椎前倾，背曲加剧，形成驼背。随着年龄增长，骨质疏松加重，驼背曲度加大，致使膝关节挛屈显著。

**3. 骨折** 这是退行性骨质疏松症最常见和最严重的并发症。骨质疏松症所致骨折在老年前期以桡骨远端骨折（Colles 骨折）多见，老年期以后腰椎和股骨上端骨折多见。一般骨量丢失 20%以上时即发生骨折。脊椎压缩性骨折有 20%～50%的患者无明显症状。

**4. 呼吸功能下降** 胸、腰椎压缩性骨折，脊椎后弯，胸廓畸形，可使肺活量和最大换气量显著减少，肺上叶前区小叶型肺气肿发生率可高达 40%。老年人多数有不同程度的肺气肿，肺功能随着年龄增加而下降，若再加上骨质疏松症所致的胸廓畸形，患者往往可出现胸闷、气短、呼吸困难等症状。

## 七、骨质疏松如何预防?

**1. 运动** 在成年，多种类型的运动有助于骨量的维持。绝经期妇女每周坚持 3 小时的运动，总体钙增加。通过运动调节骨的生长，特别是可预防因不活动引起的骨流失，并改善肌肉的灵活性，从而减少跌倒的概率。同时，还能有效改善骨骼的血液供应，增加骨密度。理想的运动项目有散步、打太极拳、打门球、跳舞等。

**2. 营养** 良好的营养对于预防骨质疏松具有重要意义，包括足量的钙、维生素 D、维生素 C 以及蛋白质。在所有富含钙的食物中，牛奶是首选，因为其含钙量丰富且吸收率又非常高，其中的乳糖及合适的钙磷比也都有助于钙的吸收。此外，豆制品、绿叶菜、燕麦等也是很好的钙来源。

**3. 少吃咸菜和腌制品** 每天盐的摄入量不要超过 6 克。还应戒除烟酒，因为酒精引起的器官损害可抑制钙与维生素 D 的吸收，酒精还有抑制成骨细胞的作用，而吸烟则会加速骨质的吸收。

**4. 多晒太阳** 阳光中的紫外线可使人体皮肤产生活性维生素 D，可促进钙在肠道中吸收。最好能边晒边走动，以利于身体吸收日光，每天 15～30 分钟为宜。

**5. 定期检测骨密度** 中老年人在做骨密度检查时，若骨量减少 9%以下为骨量正常，骨量减少 9%～19%为骨量减少，骨量减少 29%～39%则为骨质疏松、骨折危象。

## 八、骨质疏松时应注意什么?

骨质疏松症患者要加强营养，以富含钙、磷食物为主，应多进食乳制品、豆制品、绿色蔬菜，并注意补充维生素 D 含量较高的食物（如动物肝脏、蛋黄）。多进行户外活动，增加日光照射，促进皮肤维生素 D 的合成和钙磷吸收。另外还需补充与骨代谢相关的其他营养素。如维生素 K、蛋白质、钠及必需微量元素，氟、锰、铜、锌等。

## 九、骨质疏松的三级预防是哪三级？

**1. 一级预防** 从儿童、青少年做起，如注意合理膳食营养，多食用含钙、磷高的食品，如鱼、虾、牛奶、乳制品、骨头汤、鸡蛋、豆类、杂粮、绿叶蔬菜等。坚持科学的生活方式，如坚持体育锻炼，多接受日光浴，不吸烟、不饮酒、少喝咖啡、浓茶及含碳酸的饮料，少吃糖及食盐，动物蛋白也不宜过多，晚婚、少育，哺乳期不宜过长，尽可能保存体内钙质，丰富钙库，将骨峰值提高到最大值是预防生命后期骨质疏松的最佳措施。对有遗传基因的高危人群，重点随访，早期防治。

**2. 二级预防** 人到中年，尤其妇女绝经后，骨丢失量加速进行。此时期应每年进行一次骨密度检查，对骨量快速减少的人群，应及早采取防治对策。近年来欧美各国多数学者主张在妇女绝经后 3 年内即开始长期雌激素替代治疗，同时坚持长期预防性补钙，以安全、有效地预防骨质疏松。

**3. 三级预防** 对退行性骨质疏松症患者应积极进行抑制骨吸收（雌激素、CT、Ca）、促进骨形成（活性维生素 D）的药物治疗，还应加强防摔、防颠等措施。对中老年骨折患者应积极手术，实行坚强内固定，早期活动，给予体疗、理疗、心理、营养、补钙、遏制骨丢失、提高免疫功能及整体素质等综合治疗。

# 第六章　五官系统健康教育

## 第一节　慢 性 鼻 炎

### 一、什么是慢性鼻炎?

慢性鼻炎是鼻黏膜和黏膜下层的慢性炎症。表现为鼻黏膜的慢性充血肿胀,称慢性单纯性鼻炎。若发展为鼻黏膜和鼻甲骨的增生肥厚，则称慢性肥厚性鼻炎。

### 二、引起慢性鼻炎的病因有哪些?

**1. 局部病因**

（1）由于急性鼻炎反复发作和治疗不彻底导致了慢性鼻炎的发生。

（2）由于邻近的腺体发生炎症，并长期刺激鼻腔，导致了慢性鼻炎的发生。

（3）由于鼻腔药物使用不当，刺激了鼻腔内黏膜导致慢性鼻炎的发生。

**2. 全身病因**

（1）有长期的慢性疾病，如内分泌失调、心血管疾病等，都会导致鼻腔内黏膜长期或频繁出现充血或淤血。

（2）身体内对某些营养物质的缺乏，如维生素等。

（3）长期抽烟或喝酒刺激鼻腔内黏膜。

（4）长期服用利血平等降压药物，可引起鼻腔血管扩张而产生类似鼻炎的症状。

**3. 环境因素**　空气中的灰尘、细菌、病毒等都有可能会通过呼吸的过程，进入人的鼻腔，从而刺激鼻腔内黏膜。或者是吸入的空气过于干燥或过于寒冷，都会刺激鼻腔内部。

### 三、慢性鼻炎主要有哪些症状?

慢性鼻炎的主要症状有：间隙性或交替性鼻塞、流鼻涕少、头痛头晕、嗅觉下降等。

### 四、慢性鼻炎有哪些危害?

**1. 记忆力、嗅觉减退**　人体是通过正常的呼吸来补充足量血氧浓度的，当慢性鼻炎发病时间过久后，鼻塞症状严重，人体就会出现呼吸障碍，导致血氧浓度降低。血氧浓度降低，对人体会造成头晕头痛，记忆力减退，嗅觉障碍等健康问题。

**2. 引发睡眠呼吸暂停综合征**　因长时间鼻塞不通气，呼吸困难，会引发睡眠呼吸暂停综合征，睡眠时氧气不足，严重情况下可引起脑梗死、高血压、突发心脏病等，个别患者甚至会夜间猝死。

**3. 引发一系列鼻部疾病**　人体的五官通过呼吸通道、血液循环、骨骼连接、咽鼓管等实现了亲密的联系，此时若让慢性鼻炎长期存在，就会引发过敏性鼻炎、鼻窦炎、鼻息肉、鼻中隔偏曲等一系列的鼻科疾病，紧接着中耳炎、视神经炎、脑膜炎、中耳炎、咽喉炎等健康问题也会尾随而至。

### 五、慢性鼻炎是否需要治疗?

慢性鼻炎患者应该及时提高自我预防和治疗意识，得了慢性鼻炎一定要及时治疗。

### 六、慢性鼻炎怎样预防和保健?

**1.** 锻炼身体，作息规律，劳逸结合，预防感冒。

**2.** 健康饮食，营养均衡；避免辛辣刺激性食物，避免烟酒。

**3.** 可以每天进行鼻腔冲洗，避免长期使用鼻腔减充血剂。

**4.** 积极治疗相关疾病，如糖尿病、内分泌失调、营养不良等。

## 第二节　过敏性鼻炎

### 一、什么是过敏性鼻炎?

过敏性鼻炎是由接触过敏原后引起的鼻黏膜发炎。过敏性鼻炎分为季节性和常年性两种类型，季节性分为春季和秋季过敏，常年性过敏性鼻炎则没有明显的季节性，早晨起床、遇到冷暖空气或者粉尘时都有可能发作。

### 二、过敏性鼻炎有哪些症状?

过敏性鼻炎的症状是反复发作，突然发生的鼻痒，连续打喷嚏，大量清水样鼻涕，鼻塞，部分发作者尚有嗅觉减退。常年发作者清晨起床时症状明显，季节性发作者多在花开季节。

### 三、有哪些常见的过敏原?

过敏性疾病常见的过敏原包括吸入性物质（花粉、室尘等）、食入性物质（牛奶、鸡蛋、鱼虾、药物等）、接触性物质（化妆品、汽油、油漆等）。

### 四、为什么要筛查过敏原?

首先可以查找过敏原种类，判断是季节性还是常年性过敏；其次，避免生活中可能存在的致过敏因素，如动物毛发；再次，对于某些特殊类型的过敏原，如尘螨，可以进行脱敏治疗。

### 五、常见筛查过敏原的方法有哪些?

**1. 皮肤点刺试验**　在前臂皮肤进行过敏原局部点刺，观察皮丘大小，筛查可能的过敏原。优点是检查方便，灵敏度高；缺点是容易受药物影响，一般建议需停药一周后方可进行检查。

**2. 血清 IgE 检查**　抽血化验各种过敏原。优点是结果特异性好，不受药物影响；缺点是需要空腹采血，结果等待时间较长，测试敏感度不如皮肤点刺试验。

### 六、过敏性鼻炎可以根治吗?

目前还无法根治，现有的药物都是对症治疗，有些已经可以很好地控制症状。

### 七、选择什么样的药物来治疗过敏性鼻炎?

治疗药物包括口服或局部使用抗过敏药物，目前最常用的主要为抗组胺药物和鼻用糖皮质激素，可有效缓解鼻塞、流涕和喷嚏等症状。口服抗过敏药：氯雷他定，盐酸西替利嗪，孟鲁司特钠片等；鼻喷药物：激素类的包括布地奈德鼻喷剂、丙酸氟替卡松鼻喷剂和糠酸莫米松鼻喷剂，非激素的主要是盐酸氮卓斯汀鼻喷剂。

### 八、过敏性鼻炎生活中有哪些要注意的地方?

要增强体质，避免接触过敏原；戒烟及避免吸二手烟，并尽量避免出入空气污浊的地方；可以经常进行温冷交替浴、足浴、洗鼻；采用正确的擦鼻方法；不宜过多使用血管收缩性滴鼻剂。

### 九、过敏性鼻炎有什么并发症?

主要有慢性鼻-鼻窦炎、支气管哮喘和分泌性中耳炎。

### 十、怎样区别过敏性鼻炎和感冒?

过敏性鼻炎和感冒均有打喷嚏、流鼻涕和鼻塞等症状，但发作特点和伴发症状并不相同，我们可以从以下几方面加以鉴别：①感冒的打喷嚏、流鼻涕和鼻塞等鼻部症状往往是全天持续的，可能会连续几天，而过敏性鼻炎发作则呈阵发性，一天中可能仅发作数次，以清晨发作更为明显，发作过后如常人；②感冒具有较强的传染性，所以可以群发；过敏性鼻炎不传染；③过敏性鼻炎往往有个人或家族过敏史，如哮喘病、过敏性皮肤病或药物过敏，而感冒则无；④过敏性鼻炎的喷嚏频繁、流清水样鼻涕，而感冒时喷嚏较少，鼻痒不明显，鼻塞明显而且持续，鼻分泌物可由清涕或黏性转为脓性；⑤感冒时全身症状较重，如发热、寒战、肌痛、头痛和咽痛等，而过敏性鼻炎则通常伴发哮喘病或皮肤过敏；⑥感冒的病程较短，通常 1～2 周即可，季节性不明显，而持续性过敏性鼻炎则病程较长，常年反复发作。

## 第三节　鼻　窦　炎

### 一、什么是鼻窦（副鼻窦）？

鼻窦，也叫副鼻窦，是鼻腔周围的含气空腔，一共有 4 对，分别叫作上颌窦、筛窦、额窦、蝶窦，左右对称，都有通道（窦口）通向鼻腔。正常情况下，鼻部的灰尘、细菌等异物随分泌物一起向后排至鼻咽部。形象地比喻，鼻腔就像客厅，而鼻窦则是与客厅相通的小房间，房间里的清洁工每天会收集垃圾从后门运出。

### 二、为什么会患鼻窦炎?

鼻窦炎的病因比较复杂，可能为多种因素的综合作用，如全身因素（如抵抗力下降、糖尿病等）、鼻部结构异常（如鼻中隔偏曲）、变态反应（如过敏性鼻炎）、致病细菌感染、邻近器官疾病（如牙周炎）、外伤、异物进入等。简而言之，各种因素使鼻腔与鼻窦之间的窦口狭窄或阻塞，窦腔的引流受到影响，也就引起了鼻窦炎。

### 三、鼻窦炎有什么临床表现?

急性鼻窦炎起病较急，可表现为鼻塞、流涕、嗅觉下降、鼻面部疼痛、头疼、发热及全身不适。慢性鼻窦炎可表现为鼻塞、反复流涕、嗅觉下降、鼻部恶臭、鼻出血、鼻面部闷胀感、头疼等，疼痛及发热等症状一般不明显。以上症状可仅出现一部分，也有少数患者可无明显症状，而在头颅 CT 平扫检查偶然发现鼻窦炎。

### 四、鼻窦炎患者为什么会头痛?

鼻窦内脓性分泌物聚积，且鼻黏膜肿胀，压迫到神经末梢，会引起头痛。额窦炎的疼痛部位多在前额、眉弓处，晨起到中午渐重，午后逐渐减轻，至晚间全部消失；筛窦炎的疼痛部位多在鼻根、双眼内侧；上颌窦炎疼痛多在面颊、眼周、上颌磨牙，晨起轻，午后重，侧卧可减轻；蝶窦炎疼痛多在较深处，如眼后、后脑勺等处。另外，鼻塞造成的大脑缺氧，也会引起头晕、头痛，部位不固定。

### 五、鼻窦炎如何分类?

**1.** 按病程分为急性鼻窦炎和慢性鼻窦炎。前者起病急，疼痛及发热等症状较明显；后者病程较长，一般无发热等全身症状。

**2.** 按炎症累及鼻窦数量分为单发鼻窦炎、多发鼻窦炎、全组鼻窦炎。

**3.** 按是否伴鼻息肉分为伴或不伴鼻息肉的鼻窦炎。

**4.** 按感染病原体可分为病毒性鼻窦炎、细菌性鼻窦炎。

**5.** 另外还有特殊的鼻窦炎，如真菌性鼻窦炎等。

### 六、鼻窦炎与鼻炎的区别是什么?

鼻窦炎与鼻炎病变部位不一样。但临床上鼻窦炎多伴有鼻炎，而鼻炎也可引起鼻窦炎，二者的症状也多有类似。因此还是应由专科医生来做出诊断及制订治疗方案。

### 七、鼻窦炎是否会传染?

鼻窦炎不属于传染病。但鼻窦炎患者，尤其在急性发作期间，多携带有较多细菌，抵抗力较低的人群与之密切接触后可能发生感染。

### 八、鼻窦炎是否会遗传?

鼻窦炎不会遗传。但如过敏性鼻炎等疾病有一定的遗传倾向，而鼻炎又可以引发鼻窦炎，因此临床上也时常见到父母与孩子都患有鼻窦炎。

## 九、鼻窦炎是否会恶变？

目前没有证据证明鼻窦炎会恶变，一般不用担心。但慢性炎症对鼻腔黏膜长期反复刺激，也不能完全排除有诱发恶变的可能。另外，很多鼻腔鼻窦的恶性肿物，症状类似于鼻窦炎，需要进一步检查，因此应及时就诊。

## 十、鼻窦炎需要做哪些检查？

**1.** 鼻腔常规检查，如前鼻镜检查。

**2.** 验血，如血常规等。

**3.** 内镜检查。

**4.** 影像学检查，如鼻窦 CT。

**5.** 鼻分泌物培养，是医生用药的参考。

**6.** 活检。鼻内镜检查发现肿物，不能排除肿瘤时，需要取小块组织行病理检查。

## 十一、鼻窦炎是否需要治疗？

鼻窦炎因鼻塞、流涕等症状引起身体不适，影响工作、学习和社交；且炎性病灶长期存在，对与鼻腔相连的呼吸系统、消化系统都有影响，会引起咳嗽、咳痰、恶心等症状；严重的鼻部炎症可扩散到周围，引起口腔、眼部、耳部的炎症，甚至侵入脑内，威胁到生命；鼻塞造成的鼾症及缺氧，可引起心血管疾病、记忆力下降等；小孩长期张口呼吸及缺氧，还可能造成智力及五官发育不良。因此，鼻窦炎应该进行及时、规范的治疗。

## 十二、哪些鼻窦炎需要治疗？

有症状的鼻窦炎都需要治疗。少数无任何症状的鼻窦炎，如在头颅 CT 检查中偶然发现的轻度鼻窦炎，不需要治疗。具体需咨询医生。

## 十三、鼻窦炎是否能治好？

鼻窦炎是可以治好的。但是因为病因复杂，有的鼻窦炎需要较长的时间治疗（数周到数月），应积极配合医生的用药及保健指导，使疾病早日痊愈。

## 十四、如何治疗鼻窦炎？

**1.** 药物治疗，病情较重时需要输液。

**2.** 物理疗法，如微波、红外线等。

以上急、慢性鼻窦炎均可采用。

慢性鼻窦炎还可采用以下方法：

**1.** 鼻腔冲洗。

**2.** 鼻窦穿刺冲洗，多为上颌窦穿刺。

**3.** 手术治疗。

一般医生会根据病情采取综合治疗。

## 十五、治疗鼻窦炎用哪些药？

鼻窦炎的药物分为两大类，一类是口服药和针剂，在全身起作用，主要目的是抗炎、消肿、促进分泌物排泄；另一类是局部用药，如各种喷鼻剂、滴鼻剂、鼻窦冲洗的药水等。如果明确有细菌感染，可以加用抗生素治疗。

## 十六、喷鼻剂是否有依赖性？

现在的喷鼻剂/滴鼻剂一般分为三类。

**1.** 减充血剂，药店能买到的多为此类，短期效果好，喷鼻后鼻塞症状能立即缓解，持续数小时。

**2.** 激素类，如布地奈德鼻喷剂等。

**3.** 抗过敏类，如盐酸氮卓斯汀鼻喷剂等。

减充血剂、激素类多为处方药，按医嘱用药一般无太大问题。减充血剂因为可以自行购买，容易造成滥用，长期使用此类药物，不但疗效变差，还会引起药物性鼻炎，使治疗变得非常困难，因此此类药物不建议长期使用，连续使用最好不超过一周。

### 十七、为什么鼻窦炎用药后总是不好？

鼻窦炎的病因比较复杂；且鼻窦为较深处的半封闭性空腔，药物难以起到作用；鼻腔如有异常结构，药物不能进入；部分鼻炎（如过敏性鼻炎）本身的特性造成其很难根治、反复发作，又加重了鼻窦炎。

### 十八、哪些鼻窦炎需要手术？

鼻腔结构异常（如鼻中隔偏曲）等引起的鼻窦炎；经足量足疗程保守治疗效果不明显的鼻窦炎；伴有明显息肉药物不能控制的鼻窦炎；某些特殊类型的鼻窦炎，如真菌性鼻窦炎等，均需要手术。

### 十九、鼻窦炎手术前为什么还要用药？

鼻窦炎手术用药有助于减少术中出血，便于医生操作，减少损伤；也有助于促进术后黏膜的恢复。

### 二十、鼻窦炎如何手术治疗？

目前的鼻窦炎手术多在内镜下进行，医生将镜头及各种器械通过前鼻孔进入鼻腔，在显示屏监视下进行操作，主要目的是纠正异常结构，开放各鼻窦与鼻腔间堵塞的窦口，引流积液。面部不会留下瘢痕。

某些情况下内镜手术困难或者效果不好，可能需要同时或者单独行唇龈沟入路的手术，即在上唇与牙龈间做小切口，面部也没有瘢痕。但术后可能有短期的面部肿胀与麻木感。

### 二十一、鼻窦炎手术有什么风险？

鼻窦炎手术常见的风险有出血和感染。鼻窦周围与口腔、眼眶、颅腔相邻，中间仅隔一层很薄的骨板（类似纸核桃壳），手术有可能破坏骨板、损伤邻近的眼球、颅内组织（甚至有少数人术前骨板已经被破坏），因此请到正规医院就诊和手术。

### 二十二、为什么鼻窦炎会复发？

反复发生的感冒，或者反复发作的鼻炎，会刺激鼻黏膜肿胀增厚，分泌物增多，到不可逆的状态时鼻窦炎又会复发。因此即使鼻窦炎痊愈后仍需注意保健。

### 二十三、鼻窦炎如何进行预防和保健？

**1.** 锻炼身体，劳逸结合，预防感冒。

**2.** 患感冒或鼻炎时应及时治疗。

**3.** 有较难根治的鼻炎，如过敏性鼻炎，发作时也应积极用药控制。

**4.** 有鼻炎、鼻窦炎病史的患者可以每日行鼻腔冲洗。

**5.** 矫正鼻腔畸形，如鼻中隔偏曲。

**6.** 积极治疗相关疾病，如牙病、糖尿病等。

## 第四节　慢 性 咽 炎

### 一、什么是慢性咽炎？

慢性咽炎为咽黏膜、黏膜下及淋巴组织的慢性炎症，为上呼吸道慢性炎症的一部分。临床以咽部不适为主，表现为异物感、痒感、灼热感或微痛感；因咽部分泌物增多，故晨起常有刺激性咳嗽，伴恶心。

### 二、慢性咽炎的致病因素有哪些？

**1. 外界因素**　如果生活地域气候寒冷、干燥，工作环境空气被粉尘、化学气体污染，或者咽喉长期受烟酒、辛辣食物的刺激，就易患慢性咽喉炎。

**2. 身体因素** 慢性咽炎也可以是某些全身性疾病的局部表现，如贫血、消化不良、大便长期秘结、心脏病、支气管炎、哮喘、肝脏病变、糖尿病及慢性肾炎等。

**3. 职业因素** 主要多发于嗓声工作者，如教师、演员等。因长期说话或演唱，可刺激咽部，引起慢性充血而致病。

### 三、慢性咽炎是否需要抗生素治疗？

慢性咽炎并非细菌感染，滥服抗生素对于慢性咽炎的治疗是有害而无益的，因为滥用抗生素可能会导致咽部正常菌群的失调，另外，每一种抗生素都可能引起全身不良反应，长期滥用还可能引起细菌耐药，危害人体健康。

### 四、慢性咽炎主要有哪些表现？

慢性咽炎多见于成年人，儿童也可出现。全身症状均不明显，以局部症状为主。各型慢性咽炎症状大致相似且多种多样，如咽部不适感、异物感、咽部分泌物不易咳出、咽部痒感、烧灼感、干燥感或刺激感，还可有微痛感。由于咽后壁通常因咽部慢性炎症造成较黏稠分泌物黏附，以及由于鼻、鼻窦、鼻咽部病变造成夜间张口呼吸，常在晨起时出现刺激性咳嗽及恶心。由于咽部异物感可表现为频繁吞咽。咽部分泌物少且不易咳出者常表现为习惯性干咳及清嗓子咳痰动作，若用力咳嗽或清嗓子可引起咽部黏膜出血，造成分泌物中带血。

### 五、慢性咽炎有哪些治疗方法？

**1. 病因治疗** 坚持户外活动，戒断烟酒等不良嗜好，保持室内空气清新，积极治疗鼻炎、气管支气管炎等呼吸道慢性炎症及其他全身性疾病。

**2. 含片** 部分含片含糖，糖尿病患者应按说明书或医嘱使用。

**3. 局部治疗** 漱口、激光、冷冻等。

### 六、怎样预防慢性咽炎？

慢性咽炎重在预防，总的来说应该增强体质，避免诱发因素。可从以下几个方面来考虑：

**1.** 避免急性咽炎反复发作。

**2.** 进行适当体育锻炼、保持健康规律的作息、清淡饮食、保持口腔清洁、避免烟酒刺激、保持良好的心态从而提高自身整体免疫力。

**3.** 避免接触粉尘、有害气体、刺激性食物、空气质量差的环境等对咽黏膜不利的刺激因素。

**4.** 积极治疗可能引发慢性咽炎的局部相关疾病：如鼻腔、鼻窦、鼻咽部的慢性炎症；慢性鼻炎、鼻中隔偏曲、慢性鼻窦炎、腺样体肥大、鼾症等阻塞性疾病；慢性扁桃体炎；口腔炎症；胃食管反流。

**5.** 积极治疗可能引发慢性咽炎的全身相关疾病：如贫血，消化不良，胃食管反流，心脏病，慢性支气管炎，支气管哮喘，风湿病，肝、肾疾病等。

**6.** 避免长期过度用声。

**7.** 尽量避免接触导致慢性过敏性咽炎的致敏原。

## 第五节 慢 性 喉 炎

### 一、什么是慢性喉炎？

慢性喉炎是指喉部黏膜的慢性非特异性炎症，主要表现为声带、室带的慢性炎性病变。

根据患者的声音嘶哑、喉部分泌物增加、喉部不适感 3 个月以上的病史，结合间接喉镜、直接喉镜、纤维喉镜或者电子喉镜下见声带慢性充血肿胀、黏膜增厚或黏膜萎缩附有痂皮，可初步诊断为慢性喉炎。

### 二、慢性喉炎是如何引起的？

**1.** 急性喉炎反复发作或未经充分声带休息，病情迁延不愈，逐渐演变成慢性喉炎。

**2.** 用声过度、发声不当、慢性咳嗽使喉内肌慢性疲劳，声韧带胶原纤维断裂，黏膜下血管充血、出血、液体渗出增加，形成喉部慢性炎症，常见于教师、演员、歌唱家及强噪声环境工作者等。

长期持续高声讲话，过高、过长时间的演唱均可导致本病。

**3.** 邻近器官的感染，刺激喉部黏膜形成慢性喉炎。鼻、鼻窦、咽部、气管、支气管、肺等器官的感染是产生慢性喉炎的重要原因之一，其机制为：①由于呼吸道黏膜互相延续，上述各处的炎症直接向喉部蔓延；②鼻塞，经常用口呼吸，致使喉部黏膜过度干燥；③炎性分泌物进入喉部，直接刺激喉部黏膜引起慢性炎症；④上述各处的病变，常使发声的共鸣作用发生障碍，易致发声不当并增加喉肌的疲劳。

**4.** 外源性刺激性因素引起，周围温度过高的环境、空气中的粉尘、环境中有害气体、烟酒过度引起慢性喉炎。

**5. 作为敏感器官，喉对身体内环境的改变极为敏感**　性激素水平的改变、甲状腺功能低下及某些全身性疾病（如心、肾疾病，糖尿病，风湿病等）使血管舒缩功能发生紊乱，喉部长期淤血，可继发慢性喉炎。

**6. 胃食管反流或喉咽反流**（详见喉咽反流）　胃液由于胃食管反流直接损伤喉部黏膜或通过神经反射引起喉部黏膜及黏膜下的慢性炎症。

**7. 过敏**　特定的食物、气体或药物可引起特异性体质患者喉腔长期慢性黏膜水肿，造成慢性喉炎。

## 三、慢性喉炎有哪些治疗方法？

**1. 去除病因**　如避免长时间过度用声，戒除烟酒，改善工作环境，在粉尘环境作业者应加强防护，积极治疗鼻腔鼻窦的慢性炎症，解除鼻阻塞，控制鼻咽及下呼吸道的感染。

**2. 雾化吸入**　可将抗生素及糖皮质激素放在雾化器中行雾化吸入。

## 四、哪些情况下可以引起声音嘶哑？什么情况应警惕喉癌？

可以引起声音嘶哑的疾病很多，凡是影响到声带正常运动的，如支配声带运动的神经受损，急慢性喉炎、声带息肉、声带小结、喉外伤、喉癌等。声嘶本身并无特异性，当出现声嘶久治不愈，或痰中带血、呼吸困难、颈部淋巴结肿大，经一般治疗后病情无好转或进行性加重，应需特别警惕喉癌所致声嘶。凡年龄超过 40 岁，有声嘶或咽喉部不适、异物感者，均需用喉镜仔细检查，以免漏诊，对可疑病变，应取活检进行病理检查，以确诊病变类型。

## 五、如何预防慢性喉炎的发生？

**1.** 尽量避免急性喉炎反复发作。

**2.** 避免用声过度、发声不当。

**3.** 积极治疗邻近器官（鼻、鼻窦、咽部、气管）的感染，减少甚至去除刺激喉部黏膜的因素。

**4.** 减少胃食管反流，避免食用促进胃酸分泌的食物如巧克力、辛辣刺激的食物等，来减少喉部反流情况以减少对喉部黏膜的刺激；睡前 3～4 小时控制进食、进水量。在慢性喉炎的一般处理基础上可用胃酸抑制剂及胃黏膜保护剂配合治疗，同时积极治疗胃部疾患。

**5.** 避免温度过高的环境、空气中的粉尘、环境中有害气体、烟酒过度等对喉部的刺激。

**6.** 积极治疗全身疾病，如过敏性疾病、类风湿疾病等。

## 六、慢性咽喉炎会转变为喉癌吗？

慢性咽喉炎一般不会转变为癌症，但是定时检查是必需的，如果出现了下列情况还需引起高度警觉：

**1.** 治疗不力或继续接触某些刺激性物质的患者，特别是年龄在 40 岁以上的长期吸烟者，有可能因喉黏膜上皮增生、白斑形成等癌前病变而导致喉癌。因此，长期吸烟者若持续声音嘶哑一个月以上，应及时去耳鼻喉专科检查。如果病理诊断有喉黏膜中度或重度不典型上皮增生、白斑等癌前病变，要及时进行手术或药物治疗，并立即去除刺激性因素（如戒烟），或禁声一段时间，让喉部得到充分休息，使炎症逐渐减轻或消失，否则很可能会发展为喉癌。

**2.** 清晨从鼻后部回吸出血性鼻涕，这常常是鼻咽癌的早期信号，需及时去医院检查。但有时重度鼻咽部炎症也会出现类似症状，因此需要多次随访和病理检查才能加以鉴别。

**3.** 食道癌患者的早期症状也可表现为咽喉部不适或胸口烧灼感，常常容易与慢性咽喉炎混淆。但这些患者一般还伴有吞咽不适感或吞咽梗阻感，如能及时做食道吞钡透视或胃镜检查即可早期诊断。

# 第六节　鼾　　症

## 一、什么是鼾症？

患者熟睡后鼾声响度增大超过 60dB 以上，妨碍正常呼吸时的气体交换，称鼾症。多数鼾症患者兼有睡眠时不同程度的憋气或呼吸暂停，称为阻塞性睡眠呼吸暂停低通气综合征（OSAHS）。

## 二、鼾症如何分类？

仅有均匀鼾声，没有憋气和呼吸暂停的鼾症，称为单纯性鼾症；打鼾伴有呼吸暂停的，称为阻塞性睡眠呼吸暂停低通气综合征。

## 三、鼾症需要做哪些检查？

**1.** 口腔、鼻、咽喉常规检查，以及鼻咽喉内镜检查，排查病因。

**2.** 睡眠呼吸监测，是诊断阻塞性睡眠呼吸暂停低通气综合征的标准，并能确定类型及严重程度。

**3.** 血液检查，如血气分析等，有助于判断病情程度。

**4.** 影像学检查，如鼻、咽喉 CT，帮助定位是在哪个位置比较狭窄，导致呼吸不畅，或头颅 CT/MRI 排查大脑里是否有问题。

**5.** 肺功能及心电图、超声等检查，有助于判断各系统损害情况。

## 四、鼾症有什么危害？

鼾症的危害主要是由呼吸道不通畅、低氧引起的。

**1. 对心脑血管的影响**　引起高血压、冠心病、心律失常、脑卒中等。

**2. 对呼吸系统的影响**　引起肺心病、呼吸衰竭。

**3. 对神经精神系统的影响**　引起白天嗜睡、注意力不集中，智力及记忆力减退，精神异常，如烦躁或抑郁。

**4. 对内分泌系统的影响**　引起糖尿病、性功能障碍、儿童发育障碍等。

**5.** 严重的鼾症可能造成睡眠猝死。

## 五、鼾症治疗方法有哪些？

**1.** 轻度的阻塞性睡眠呼吸暂停低通气综合征，可通过控制体重、侧卧睡眠来干预，不用特殊治疗。

**2.** 积极治疗造成阻塞的相关疾病，如鼻炎等；如为中枢型睡眠呼吸暂停低通气综合征，治疗原发的神经系统疾病。

**3.** 中枢型睡眠呼吸暂停低通气综合征，可适当应用呼吸兴奋药物，如乙酰唑胺等。

**4.** 使用口腔矫正器。

**5.** 呼吸机辅助通气。

**6.** 手术改善气道狭窄因素，如鼻中隔矫正术、扁桃体/腺样体切除术、低温射频消融术、悬雍垂腭咽成形术、正颌手术等。

## 六、鼾症如何预防？

**1.** 控制体重，注意饮食及锻炼。

**2.** 改变睡眠体位，侧睡，避免过高枕头，适当抬高床头。

**3.** 按时作息，避免过度劳累。

**4.** 避免烟酒。

**5.** 有较重鼾症时避免服用镇静药物，如安眠药等。

**6.** 积极治疗相关疾病，如感冒、鼻炎或咽喉炎。

# 第七节　结　膜　炎

## 一、什么是结膜炎?

结膜是眼睛的白眼球表面，以及眼皮内表面的薄层结构，结膜炎就是结膜发生的炎症。

## 二、结膜炎是怎么引起的?

结膜炎为细菌、病毒、衣原体、真菌、寄生虫等感染，风沙、烟尘、紫外线暴露以及酸碱或有毒气体化学损伤，抑或过敏性（包括免疫性疾病）、全身性疾病（肺结核、梅毒、甲状腺疾病等）、眼睛周围组织（角膜、巩膜、眼睑、鼻腔和鼻窦等）所导致结膜的炎症反应。

## 三、结膜炎的症状有哪些?

结膜炎常见的症状有眼红、异物感、烧灼感、痒、怕光、流泪、分泌物增多，有时也会有眼痛。

## 四、常见的结膜炎有哪几种?

按照病因，结膜炎可分为感染性、免疫性、化学性或刺激性、全身疾病相关性、继发性或原因不明的结膜炎。根据病程，还可以分为超急性、急性或亚急性和慢性结膜炎。

## 五、结膜炎如何诊断?

一般根据结膜炎的基本症状和眼科医生裂隙灯检查看到的结膜充血、眼分泌物多、眼睑肿胀等就可以做出诊断。

但是确定病因往往还需要细胞学、病原菌的培养和鉴定，或者免疫学和血清学检查等实验室的检查。

## 六、结膜炎如何治疗?

治疗结膜炎主要以局部用眼药水或者眼药膏为主，只有确定为淋球菌性结膜炎、衣原体性结膜炎等严重的结膜炎时才需要全身使用抗生素。局部使用抗生素和（或）抗病毒眼药水是最基本的给药方式，睡前可使用停留更为持久的眼药膏，而分泌物较多时亦可冲洗结膜囊以清除分泌物。

## 七、结膜炎可能有什么后遗症?

大多数类型的结膜炎不会遗留并发症，少数可能因为炎症累及角膜而出现视力损害。

较为严重的、慢性的结膜炎可发生不可逆的永久性损害，如出现结膜瘢痕引起粘连、眼睑变形或继发干眼。

## 八、结膜炎需要和哪些病鉴别?

结膜炎需要和一些常见的眼科疾病，如角膜溃疡、葡萄膜炎、急性青光眼等鉴别，治疗方案也会有不同。因此，如果发现有眼红、异物感、烧灼感、痒、怕光、流泪、眼痛等症状时，需要及时于眼科就诊。

## 九、结膜炎不及时治疗可能会有什么后果?

一般的急性结膜炎具有一定的自限性，病程在 2～3 周左右，但局部使用眼药水等针对性的治疗，可以减轻病变的严重程度，缩短疾病持续时间。而对于较为严重的、慢性的结膜炎，如果不及时、有效地控制，就有可能发生不可逆的永久性损害，如出现结膜瘢痕引起粘连、眼睑变形或继发干眼，甚者视力下降。

## 十、结膜炎会传染吗？

细菌或病毒引起的急性结膜炎具有传染性，急性期患者需要隔离，以避免传染，防止流行。而风沙、烟尘、紫外线暴露以及酸碱或有毒气体化学损伤，或者过敏性（包括免疫性疾病）、全身状况相关的结膜炎则不具有传染性，不需要隔离。

## 十一、怎样预防结膜炎的传播？

结膜炎多为接触传染，因此患者应勤洗手、洗脸，不用手和衣物擦眼，用过的盥洗用具必须采取隔离并消毒处理，并应避免在理发店、学校、托儿所、游泳池等人员集中的场所活动，避免可能造成的传播。

## 十二、如何缓解结膜炎的症状？

除了看眼科医生，使用其开具的处方，按时点眼药水，还可通过以下方式来缓解结膜炎的不适：

**1.** 避免眼睛接触脏的和有刺激性的东西。

**2.** 每次接触眼睛前都要仔细地洗手，最好使用肥皂或者洗手液，并用流水冲洗干净。

**3.** 使用自己的毛巾、枕头或者使用纸巾，不要与他人共用。

**4.** 不要用手接触感染的眼睛。

**5.** 不画眼妆，绝不共享眼部化妆品。

**6.** 直到感染完全治疗好，否则不要戴隐形眼镜。

**7.** 可用毛巾热敷患眼数分钟，每天 3～4 次，可减轻眼痛，并有助于睫毛上硬痂散开。

**8.** 不要戴眼罩，这样可能会加重感染。

## 十三、结膜炎就是红眼病吗？

红眼病就是急性、亚急性细菌性结膜炎，为细菌性结膜炎的一类，传染性强，多见于春秋季节。

## 十四、过敏性结膜炎的症状有哪些？

过敏性结膜炎为接触过敏原后结膜出现的过敏性炎症反应，可出现眼部瘙痒、眼红、眼睑肿胀及出现黏稠丝状分泌物等，也可存在全身的过敏症状。

## 十五、过敏性结膜炎如何诊断？

根据明确的变应原接触史，脱离接触后症状会有所缓解，结膜囊分泌物涂片可发现嗜酸粒细胞的增多等可以诊断。

## 十六、过敏性结膜炎如何治疗？

避免接触过敏原，或通过脱敏治疗彻底脱离过敏原，过敏症状便可有所缓解。如出现过敏性结膜炎的症状，如眼痒、眼红、分泌物增多等应及时就诊。可局部滴用激素眼药水，或者非甾体类抗炎药、抗组胺药及细胞膜稳定剂等眼药水以减轻症状；对于严重的过敏性结膜炎患者，专业医师会酌情加用全身抗过敏药物。

## 十七、细菌性结膜炎的症状有哪些？

由于致病菌不同，细菌性结膜炎会存在不同程度的眼红、出现脓性、黏液性或者黏液脓性分泌物、畏光、流泪、眼睑红肿，部分角膜受累者会出现一定程度的视力下降。

## 十八、细菌性结膜炎如何诊断？

根据患者症状、医生检查所见、分泌物涂片或结膜刮片染色后可见大量白细胞和细菌便可诊断。对于结膜炎严重或治疗无效者则可进行细菌培养及药物敏感试验，有全身症状时还应进行血培养。

**十九、细菌性结膜炎如何治？**

治疗结膜炎主要以局部使用眼药水或者眼药膏为主，只有为淋球菌性结膜炎、奈瑟菌等严重的结膜炎时才需要全身使用抗生素。

局部予以抗生素滴眼液是最基本的给药方式，睡前可使用眼药膏，而分泌物较多时可冲洗结膜囊以清除分泌物。

**二十、细菌性结膜炎的预后如何？**

一般急性细菌性结膜炎及时予以治疗的预后较好，但如果炎症累及角膜就会出现视力下降。治疗不当、毒力不强的病原菌感染便会演变为慢性结膜炎，而出现不可逆的永久性损害，如出现结膜瘢痕引起粘连、眼睑变形或继发干眼。

**二十一、引起病毒性结膜炎的病毒有哪些？**

较为常见可引结膜炎的病毒有腺病毒（8 型、19 型及 37 型）、肠道病毒、水痘-带状疱疹病毒、单纯疱疹病毒、麻疹病毒以及汉坦病毒等。

**二十二、病毒性结膜炎的症状有什么？**

病毒性结膜炎较为典型的症状有眼红、异物感、出现水样分泌物、眼痛、畏光、眼睑水肿等。

**二十三、病毒性结膜炎如何诊断？**

一般根据患者的临床表现便可做出诊断，分泌物涂片发现单核细胞增多则有助于诊断，如腺病毒亦可进行病毒培养、PCR、血清学检测。

**二十四、病毒性结膜炎的治疗？**

病毒性结膜炎具有一定的自限性，即机体免疫力正常时会自然消退，局部冷敷和使用血管收缩剂可减轻症状，急性期可滴用抗病毒眼药水，合并细菌感染时需加用抗生素治疗。

如果出现严重的角膜病变、引起视力下降时则应即刻就诊于眼科，酌情予以激素眼药水，并密切予以观察，警惕复发及激素眼药水的副作用。

**二十五、怎样预防病毒性结膜炎？**

病毒性结膜炎传染性极强，患者要注意隔离，不到公共场所，以免传染他人；避免接触眼睑及泪液，可用棉签擦拭，勤用肥皂洗手，个人毛巾、手帕、脸盆等洗漱用品应分开。

**二十六、病毒性结膜炎的预后如何？**

病毒性结膜炎具有一定的自限性，如不累及角膜、不造成不可逆性改变，其预后是比较好的，但如果治疗不及时，没有正确、规律用药则会出现复发，影响其预后。

**二十七、结膜炎容易复发吗？**

及时、合理治疗后，结膜炎较少复发，但如治疗不彻底、再次接触过敏原、再次感染则可能出现结膜炎的复发。

**二十八、结膜炎能戴隐形眼镜吗？**

结膜炎不可以佩戴隐形眼镜，患结膜炎期间戴隐形眼镜可加重结膜炎的症状，导致角膜缺氧使原有结膜炎更为严重。

## 第八节　白　内　障

**一、什么叫白内障？**

眼球里透明的水晶体出现混浊即为白内障。初起混浊轻微或范围较小不影响视力，而后渐渐加重至明显影响视力甚至失明。

### 二、白内障是如何发生的?

确切病因尚不清楚，可能与年龄的增长、遗传因素、紫外线过度照射、眼内某些炎症性疾病等有关。通常为双眼发生，但时间可有先后，轻重不一。另外，外伤（包括雷电）也可导致白内障。

### 三、什么人易患白内障?

白内障家族史；吸烟、饮酒；常处于脱水状态；长时间使用激素（糖皮质激素）或其他药物如麦角碱、缩瞳剂等；长时间烈日下工作或接触辐射，如 X 线、紫外线等；患有糖尿病、高血压或者心脏病。

### 四、是不是老年人都会发生白内障?

不是每个老年人都会发生白内障，或者可以说虽然大部分老年人会发生白内障，但并不是每个都发展到明显影响视力需要手术的程度。

### 五、白内障可以预防吗?

避免白内障的危险因素，降低风险，例如：①戒烟；②均衡健康饮食；③定期检查眼睛；④控制好血压与血糖、避免外伤，通过戴太阳镜及大檐帽减少紫外线暴露等；⑤如果不是必须，尽可能避免使用激素类滴眼液，同时也要谨慎使用与白内障恶化有关的药物，如补骨脂素、抗精神病药物氯丙嗪及一些青光眼用药。

### 六、白内障患者可有哪些症状?

主要表现为无痛性渐进性视力下降，某些患者还可能出现暂时性近视度数加深，偶尔还可能有单眼双影甚至多影现象。

### 七、白内障如何治疗?

目前市面上有不少白内障点眼药，但有无疗效尚不明确。手术是已经证实的最有效的治疗白内障的方案。

### 八、何时接受白内障手术较为合适?

手术时机是视力下降到 0.3 以下，并且戴眼镜后视力难以改善。

## 第九节　沙　　眼

### 一、什么是沙眼?

沙眼是由沙眼衣原体引起的一种慢性传染性结膜角膜炎。因其在睑结膜表面形成粗糙不平的外观，形似沙粒，故名沙眼。

### 二、沙眼能引起哪些危害?

严重的沙眼不但破坏结膜，形成瘢痕导致眼干燥症、眼睑内翻、倒睫、上睑下垂和慢性泪囊炎，而且还会使角膜黑眼球长出新生血管（角膜血管翳）而变得混浊，严重影响患者的视力，甚至造成失明。

### 三、如何预防沙眼?

首先要注意清洁卫生，要勤洗手，勤剪指甲，不用手揉擦眼睛；其次，毛巾脸盆要专用，避免交叉感染；患沙眼的患者，不要接触小孩；最好用流动水洗手、洗脸；用过的手帕、毛巾要经常洗晒。一旦发生沙眼感染，患者用品应单独使用，并及时就医。

### 四、沙眼能戴隐形眼镜吗?

有沙眼的患者最好不要选择戴隐形眼镜。因为沙眼即使治好了还是有可能会复发的，而隐形眼镜一般对角膜有一定的伤害，所以佩戴隐形眼镜可能会使沙眼等情况加重，即使治好了沙眼最好也不要再选择佩戴隐形眼镜。

# 第七章　女性生殖系统健康教育

## 第一节　阴　道　炎

### 一、什么是阴道炎?

正常情况下阴道内存在多种微生物，但由于阴道与这些微生物之间形成生态平衡而不会致病。在维持阴道生态平衡中，乳酸杆菌、雌激素及阴道 pH 起重要作用。生理情况下，雌激素可以增加阴道上皮细胞内糖原含量，阴道上皮细胞分解糖原为单糖，阴道乳酸杆菌将单糖转化为乳酸，维持阴道正常的酸性环境（pH≤4.5），并可以产生过氧化氢，过氧化氢和阴道内酸性环境可以抑制致病微生物的生长，维持阴道微生态平衡。阴道生态平衡一旦被打破或外源病原体侵入，即可导致阴道炎的发生。

### 二、阴道炎有什么症状?

阴道炎症的共同特点是阴道分泌物增多及外阴瘙痒，但因病原体不同，分泌物特点、性质及瘙痒轻重不同。

### 三、白带量多是阴道炎吗?

白带是由阴道黏膜渗出物、宫颈腺体及子宫内膜腺体分泌物混合而成的，正常情况下，阴道排液的质与量随月经周期而改变，月经中期宫颈腺体分泌旺盛，白带量会明显增多，透明似蛋清样，不引起外阴刺激症状，属于生理性改变。因此白带量多不一定是阴道炎，但持续性白带量多、阴道排液应及时就诊。

### 四、白带里面带有血丝是阴道炎引起的吗?

阴道炎症可能会导致阴道分泌物中出现血丝，但宫颈恶性病变也常引起血性白带及同房后阴道流血，因此若出现阴道血性白带，应及时就诊，排除宫颈恶性病变。

### 五、宫颈糜烂是阴道炎引起的吗?

目前已明确宫颈糜烂不是病理学上的上皮溃疡、缺失所致的真性糜烂，宫颈糜烂样改变只是一个临床征象，这种糜烂样改变可能是生理性宫颈柱状上皮异位，也可能是病理性改变。对于宫颈发生糜烂样改变的患者，首先需要进行宫颈细胞学检查和 HPV 检测，必要时行阴道镜及活组织检查术，以排除宫颈上皮内瘤变或宫颈癌。排除宫颈的恶性病变后，无症状的生理性糜烂样改变无需处理；有炎症表现的糜烂样改变可能与阴道炎相关，治疗前应明确病原体类型，以药物局部治疗为主。

### 六、为什么女性会得阴道炎?

**1.** 阴道与尿道、肛门毗邻，局部潮湿，易受污染。

**2.** 生育年龄的妇女性活动频繁，且阴道是分娩、宫腔操作的必经之路，容易受到损伤及外界病原体的感染。

**3.** 绝经后妇女及婴幼儿雌激素水平低，局部抵抗力下降，也易发生感染。

### 七、阴道炎分为哪些类型?

**1. 细菌性阴道病**　正常阴道内以产生过氧化氢的乳酸杆菌占优势。细菌性阴道病时，为由阴道内乳酸杆菌减少、加德纳菌及厌氧菌等增加所致的内源性混合感染。

**2. 外阴阴道假丝酵母菌病**（真菌性阴道炎）

（1）80%～90%病原体为白假丝酵母菌，酸性环境易于生长，为双相菌（酵母相、菌丝相）。

（2）患者阴道 pH 为 4.0～4.7，常＜4.5。

（3）条件致病菌（酵母相→菌丝相）。

（4）常见诱因：妊娠、糖尿病、大量应用免疫抑制剂及广谱抗生素。

（5）其他诱因：胃肠道假丝酵母菌、着紧身化纤内裤、肥胖者。

**3. 滴虫性阴道炎**

（1）阴道毛滴虫适宜在25～40℃、pH为5.2～6.6的潮湿环境中生长。

（2）月经前后阴道pH改变，月经后接近中性，滴虫易繁殖。

（3）患者的阴道pH一般为5.0～6.5，多数＞6.0。

（4）滴虫寄生于阴道、尿道或尿道旁腺、膀胱、肾盂、男方包皮褶皱、尿道、前列腺。

（5）常与其他阴道炎并存。

**4. 老年性阴道炎** 绝经后妇女因卵巢功能衰退，雌激素水平降低，阴道壁萎缩，黏膜变薄，阴道内pH增高，局部抵抗力降低，其他致病菌过度繁殖或容易入侵引起炎症，以需氧菌为主。

**5. 幼女性阴道炎** 因婴幼儿外阴发育差、雌激素水平低及阴道内异物等激发感染所致，常见病原体有大肠埃希菌及葡萄球菌、链球菌等。

## 八、如何诊断阴道炎？

对有症状的妇女取阴道分泌物进行病原体检查（白带常规检查），可以查明病原体并确诊阴道炎的类型。必要时可以采用细菌培养加药物敏感试验。

## 九、什么是细菌性阴道病？

细菌性阴道病为阴道内正常菌群失调所致的一种混合性感染。患细菌性阴道病时，阴道内能产生过氧化氢的乳酸杆菌减少，导致其他微生物大量繁殖，主要有加德纳菌及厌氧菌，阴道菌体失调可能与频繁性交、多个性伴侣或阴道灌洗使阴道碱性化有关。

## 十、细菌性阴道病如何治疗？

细菌性阴道病除可导致阴道炎症外，还可以上行感染引起子宫内膜炎、附件炎、输卵管卵巢脓肿及盆腔粘连等，因此应积极治疗。治疗药物主要包括甲硝唑、替硝唑和克林霉素等，口服或局部用药均可。具体用药应咨询医生。

## 十一、细菌性阴道病会传染吗？

细菌性阴道病主要由自身阴道菌群失调所致，一般不会引起传染，性伴侣也不需要常规治疗。

## 十二、什么是真菌性阴道炎？

真菌性阴道炎是由假丝酵母菌引起的阴道炎，主要症状为外阴瘙痒、灼痛，阴道分泌物呈白色豆腐渣样或凝乳样。主要由自身免疫力下降引起，常见的诱因包括：长期应用广谱抗生素、妊娠、糖尿病、大量应用免疫抑制剂及接受大量雌激素治疗。

## 十三、真菌性阴道炎有哪些危险因素？

真菌性阴道炎主要有以下危险因素：妊娠、糖尿病、大量应用免疫抑制剂及广谱抗生素。其他危险因素：胃肠道里有真菌感染、穿着紧身化纤内裤、肥胖者。

## 十四、真菌性阴道炎有何临床表现？

症状：外阴瘙痒，有较多的白色豆渣样白带是该病的主要症状。可伴有外阴烧灼感，尿急、尿痛和性交痛。症状严重时坐卧不宁，痛苦异常。体征：检查见外阴肿胀，表皮可剥脱，可有抓痕。小阴唇内侧及阴道黏膜附有白色膜状物，擦除后可见阴道黏膜红肿或糜烂面及浅表溃疡。典型的白带为白色、凝块状和豆渣样，略带臭味。

## 十五、为什么真菌性阴道炎容易复发？

真菌性阴道炎复发主要是因为患者致病的病因未消除，而且经常处于易感染的环境。具体原因如下：

**1.** 长期使用抗生素，抑制乳酸杆菌生长，破坏了阴道生态环境，有利于假丝酵母菌的繁殖。

**2.** 平时喜欢经常穿紧身化纤内裤，容易使会阴局部温度及湿度增加，从而有利于假丝酵母菌的滋生。

**3.** 直接接触公共场所的坐便器、浴缸等都容易感染真菌，导致真菌性阴道炎的发生。

**4.** 孕妇及糖尿病患者，阴道组织内的糖原会相对增加，酸度增高，也有利于假丝酵母菌生长。

**5.** 因某种疾病需要长期服用免疫抑制剂及激素类药，这类人群也容易复发。

**6.** 不正确地长期使用各种阴道洗液或栓剂。

## 十六、真菌性阴道炎如何治疗？

真菌性阴道炎对人体的危害主要表现为外阴阴道的症状，包括外阴重度瘙痒、灼痛、性交痛及阴道分泌物明显增多，另外会引起尿痛，特点是排尿时尿液刺激水肿的外阴及阴道前庭导致疼痛。这些症状会影响日常生活和工作，导致焦虑和心情低落，因此应积极治疗。治疗应首先消除诱因，如及时停用广谱抗生素、雌激素，积极治疗糖尿病等，并根据病情选择局部或全身应用抗真菌药物，因该病较易复发，具体用药应咨询医生，明确诊断，接受正规治疗。

## 十七、平时如何预防真菌性阴道炎？

消除危险因素，若有糖尿病应给予积极治疗；及时停用广谱抗生素、雌激素及皮质醇；勤换内裤，用过的内裤、盆、毛巾均应用开水烫洗。

## 十八、真菌性阴道炎是由男性传染的吗？

真菌性阴道炎的病原体为假丝酵母菌，属于真菌，是机会性致病菌，只有在全身或阴道局部细胞免疫能力下降时，假丝酵母菌才会大量繁殖，并引起症状，极少通过性交或接触引起感染。因此阴道假丝酵母菌病与自身免疫力下降密切相关，治疗上也无需对性伴侣进行常规治疗。

## 十九、什么是滴虫性阴道炎？

滴虫性阴道炎是由阴道毛滴虫引起的阴道炎症。主要症状是阴道分泌物增多及外阴瘙痒，分泌物特点为稀薄脓性、黄绿色、泡沫状、有臭味。

## 二十、滴虫性阴道炎会传染吗？

滴虫性阴道炎具有传染性，是性传播疾病，男性感染滴虫后常无症状，易成为传染源，性交传播为主要的传染途径；另外，也可经过公共浴池、浴盆、游泳池、衣物及坐式便器等间接传播。

## 二十一、滴虫性阴道炎如何治疗？

滴虫性阴道炎的治疗以全身用药为主，主要治疗药物为甲硝唑和替硝唑，应至医院就诊明确诊断后用药。

## 二十二、什么是老年性阴道炎？

老年性阴道炎又称为萎缩性阴道炎，常见于自然绝经或人工绝经后妇女，也可见于产后闭经或药物假绝经治疗的妇女。多由雌激素水平降低、局部抵抗力下降引起的阴道炎症，表现为阴道分泌物增多、外阴瘙痒等，常伴有性交痛。

## 二十三、为什么绝经后还会得阴道炎？

老年性阴道炎常见于绝经后的老年妇女，绝经后的妇女因卵巢功能衰退，雌激素水平降低，阴道壁萎缩，黏膜变薄，阴道内环境偏酸，局部抵抗力降低，其他致病菌过度繁殖或容易入侵引起炎症。主要症状为阴道分泌物增多及外阴瘙痒、灼热感。

## 二十四、老年性阴道炎如何治疗？

萎缩性阴道炎的治疗原则为补充雌激素，增强阴道抵抗力，抑制细菌生长，以局部用药为主，常用的药物如雌三醇软膏、诺氟沙星及保妇康栓等。

## 二十五、如何预防老年性阴道炎？

老年妇女在生活中要特别注意自我护理，讲究卫生，减少阴道感染的机会。

**1.** 平时注意卫生，减少患病机会。患病期间每日换洗内裤，内裤要宽松舒适，选用纯棉布料制作。选用的卫生纸应该带有“消准”字样。自己的清洗盆具、毛巾不要与他人混用。

**2.** 不要因外阴瘙痒而用热水烫洗外阴，不要为了“消毒杀菌”就使用肥皂或各种药液清洗外阴。因为老年妇女的外阴皮肤一般干燥、萎缩，经常使用肥皂等刺激性强的清洁用品清洗外阴，会加重皮肤干燥，引起瘙痒，损伤外阴皮肤。清洗外阴时应用弱酸配方的女性护理液。

**3.** 外阴出现不适时不要乱用治疗真菌或滴虫的药物，更不要把外阴阴道炎当作外阴湿疹而乱用激素药膏，这样会适得其反。

**4.** 由于老年妇女阴道黏膜薄，阴道内弹性组织减少，因此过性生活时有可能损伤阴道黏膜及黏膜内血管，使细菌乘机侵入。解决方法：可以在性生活前将阴道口涂少量油脂，以润滑阴道，减小摩擦。

## 二十六、什么是婴幼儿外阴阴道炎？

婴幼儿阴道炎常见于 5 岁以下的幼女，多与外阴炎并存，主要由于婴幼儿外阴发育差、雌激素水平低、阴道壁薄抵抗力低及婴幼儿因好奇在阴道内放置橡皮、铅笔头等异物，造成继发感染。临床表现主要为阴道脓性分泌物及外阴瘙痒，严重时可导致外阴表面溃疡，小阴唇可发生粘连，粘连的小阴唇有时可遮盖阴道口及尿道口，应积极治疗。

## 二十七、婴幼儿外阴阴道炎如何治疗？

治疗原则为：

**1.** 保持外阴清洁、干燥，减少摩擦。

**2.** 针对病原体选择相应口服抗生素治疗，或用吸管将抗生素溶液滴入阴道。

**3.** 对症处理：有蛲虫者，给予驱虫治疗；若阴道内有异物，应及时取出；小阴唇粘连者外涂雌激素软膏后，多可松解，严重者应手术分离粘连，并涂以抗生素软膏。

## 二十八、阴道炎会影响怀孕吗？

阴道炎可能会导致不孕。细菌性阴道病可以通过上行感染，引起子宫内膜炎、附件炎及盆腔炎等，使不孕及宫外孕的可能性增加；阴道毛滴虫能吞噬精子，并能阻碍乳酸的生成，影响精子在阴道内存活，也会导致不孕。

## 二十九、孕期没有性生活为什么会得阴道炎？

孕期体内雌孕激素的变化会影响阴道内正常的酸性环境，另外孕期阴道黏膜抵抗力下降，阴道内分泌物增多，可能会导致阴道内 pH 升高，容易导致阴道内菌群失调，因此孕期容易发生阴道炎症。

## 三十、孕期发现阴道炎需要治疗吗？

孕期阴道炎除导致阴道炎症外，还可能引起其他不良结局，可能会导致绒毛膜羊膜炎、胎膜早破、宫腔内感染及早产等，因此孕期如发现阴道炎应积极治疗。孕期用药应选择对胎儿影响较小的药物，以局部用药为主。

## 三十一、哺乳期患有阴道炎该如何治疗？

哺乳期阴道炎的治疗应避免全身用药，防止乳汁分泌对小儿产生影响，以局部用药为主，常用的药物有甲硝唑、克霉唑及硝呋太尔等阴道栓剂。

## 三十二、人工流产术为什么要检查白带？

外阴阴道是宫腔操作的必经之路，若阴道内存在炎症，容易随宫腔操作的器械发生逆行感染，引起子宫内膜炎、急性输卵管炎、盆腔炎及卵巢脓肿等。因此，人工流产术前需做白带常规检查，排除阴道炎症，必要时需药物治疗。

### 三十三、阴道炎能治愈吗?

阴道炎是可以彻底治愈的，但一定要在医生的指导下进行正规、系统的治疗。阴道炎之所以反复发作，是因为部分患者经治疗后症状缓解或消除而自行停药，没有按医嘱用药，或随意使用抗生素，破坏阴道正常的生态平衡。

### 三十四、阴道炎患者饮食应该注意什么?

阴道炎患者的饮食应避免进食辛辣刺激性及油腻食物，如辣椒、洋葱、奶油及油炸食品等，因为这类食物不利于炎症消退，易导致瘙痒症状加重。除此之外，要多吃新鲜的蔬菜水果，注意加强营养，适当运动，提高机体抵抗力。

### 三十五、经常用洗液清洗外阴能预防阴道炎吗?

女性阴道内存在正常的生态系统，在维持阴道生态平衡中，乳酸杆菌、雌激素及阴道内 pH 起重要的作用，阴道生态平衡一旦被打破，即可导致炎症的发生。如果频繁使用洗液来冲洗阴道及外阴，会使阴道内 pH 升高，不利于乳酸杆菌的生长，破坏阴道生态平衡和防御功能，反而增加阴道炎的风险。所以不要盲目使用阴部洗液。

### 三十六、患有阴道炎可以性生活吗?

应尽量避免性生活，因为容易引起交叉感染，并可导致外阴阴道红肿、损伤，不利于阴道炎治疗。必要时可采用屏障方法，如使用避孕套。

### 三十七、内裤如何消毒杀菌?

内裤消毒杀菌可使用以下方法：

**1.** 在太阳下晒干，利用紫外线来有效杀菌。

**2.** 内裤应避免和其他衣物一起洗，最好能用开水烫洗。

**3.** 尽量穿纯棉、透气性好的内裤。

### 三十八、如何预防阴道炎?

阴道炎的预防，应做到以下几点：

**1.** 穿棉质内裤并勤换，避免穿紧身牛仔、化纤材质等透气性差的裤子。

**2.** 内裤要经常换洗，尽量在太阳下晾晒。

**3.** 大便后擦拭肛门应从前向后，避免将粪便中细菌带至外阴、阴道。

**4.** 不要盲目使用洗液冲洗外阴或灌洗阴道，防止阴道内 pH 升高，破坏阴道生态平衡。

**5.** 加强营养，作息规律，适当运动，提高机体免疫力。

### 三十九、阴道炎会癌变吗?

阴道炎一般不会癌变。但若出现血性白带、阴道大量排液，应警惕宫颈癌及输卵管癌。

## 第二节　宫 颈 疾 病

### 一、什么是宫颈炎?

宫颈炎是育龄妇女的常见病，有急性和慢性两种。急性宫颈炎常与急性子宫内膜炎或急性阴道炎同时存在，但以慢性宫颈炎多见。主要表现为白带增多，呈黏稠的黏液或脓性黏液，有时可伴有血丝或夹有血丝。长期慢性机械性刺激是导致宫颈炎的主要诱因。

## 二、宫颈炎是如何获得的？

**1.** 性活动过早、性伴侣过多。现在的年轻人普遍地存在着婚前性行为现象，过早性生活、频繁更换性伴侣以及性生活过频（每周 4 次以上），是造成宫颈炎不可忽视的原因。

**2.** 不洁性生活。由于婚前性行为大多处于隐秘状态，加之年轻人没有稳定的经济来源，无法创造稳定、洁净的性生活环境，因此患病的概率会大大增加。

**3.** 多次人工流产。由婚前性行为导致多次的人工流产、诊断性刮宫、宫颈扩张术等妇科手术，都可能导致宫颈损伤或炎症，最后引起宫颈炎的发生。

**4.** 宫颈局部的感染，生殖道支原体、衣原体、高危型 HPV 的感染均可引起急性宫颈炎，或导致慢性宫颈炎迁延不愈。

## 三、宫颈炎有哪些表现？

**1. 症状**　急性宫颈炎：白带增多，呈脓性，伴腰痛，下腹不适；慢性宫颈炎：白带多，呈乳白色，黏液状或白带中夹有血丝，或性交出血，伴外阴瘙痒，腰骶部疼痛，经期加重。

**2. 体征**　急性宫颈炎：妇科检查宫颈充血，水肿，有触痛；慢性宫颈炎：妇科检查宫颈不同程度的糜烂，肥大或有息肉。

## 四、如何预防宫颈炎？

不要过早性生活，有保护性地性交，有相关症状及时就医治疗。

## 五、宫颈慢性炎症可以转变为宫颈癌吗？

有人发生宫颈慢性炎症后，很害怕转变为宫颈癌，这种担忧不是没有根据的。患有宫颈慢性炎症者子宫颈癌的发病率较高，统计资料表明，有宫颈慢性炎症的妇女，其宫颈癌的危险性较无炎症者高 5～10 倍。其原因为宫颈生理上的变化和解剖位置，容易遭受各种物理、化学等因素的刺激，特别是创伤、激素和病毒因素，能使宫颈慢性炎症的上皮细胞增生活跃及变异，易向癌前期病变发展，而后转化为癌。为预防子宫颈癌的发生，患者不能掉以轻心，而应及早就医并重视对宫颈慢性炎症的治疗，争取早日治愈，以免产生严重的不良后果。

## 六、什么是宫颈炎？

宫颈囊肿是发生在宫颈表面的囊状物。宫颈的表面有许多腺体，它会分泌出一些黏液，对阴道有润滑作用。正常情况下，腺体分泌出的黏液会经过开口自由地流出，但当宫颈有慢性炎症如宫颈糜烂时，在宫颈组织水肿或宫颈糜烂愈合的过程中，新的上皮细胞逐渐覆盖在腺体的开口处或沿着腺管深入最终把腺管开口阻塞，腺管如果再产生黏液便无法流出，日积月累就形成了一个个小的囊泡，也就是我们所说的宫颈囊肿。

## 七、什么原因会导致宫颈囊肿？

**1.** 性生活不洁，很多女性在性生活的时候，都不能认真清洗外生殖器官，致使男性将细菌带入女性体内，或是女性在月经期进行性生活，导致宫颈感染，造成宫颈囊肿的出现。

**2.** 多次人工流产，适当做好避孕措施，是避免人工流产的最好方法。多次人工流产不仅会对女性的身体造成伤害，更有可能由于操作不当等因素，造成女性的宫颈受损，引发囊肿的发生。

**3.** 宫颈囊肿不是独立存在的，它是慢性宫颈炎的一种表现形式。在炎症愈合过程中，新生的鳞状上皮覆盖宫颈腺管口或伸入腺管，将腺管口阻塞。腺管周围的结缔组织增生或瘢痕形成压迫腺管，也有可能会引起宫颈囊肿。

**4.** 宫颈糜烂愈合后，新长出的上皮，覆盖在宫颈腺管，使得管口出现阻塞，分泌物引流受阻后，滞留形成囊肿。

**5.** 妇科手术不注意手术卫生，也容易导致宫颈感染，或损伤到宫颈，导致细菌感染，从而使女性患上宫颈囊肿。

**6.** 宫颈炎症愈合的过程中，新生的鳞状上皮覆盖宫颈腺管口或者是伸入腺管，使得腺管口阻塞，腺体分泌物引流受阻、最终潴留形成囊肿。

慢性炎症长期刺激易导致宫颈组织出现充血、水肿等现象，由于炎性细胞浸润以及结缔组织增生等，会导致子宫颈肥大，严重者就会导致月经异常甚至出现不孕的后果。

## 八、那些人易患宫颈肥大？

**1. 产育过多的妇女**　由于多次孕产，其子宫肌层内的弹性纤维组织在平滑肌间及血管周围增生，从而引起子宫肥大；或者因在产褥期反复感染，致使子宫复旧不全引起宫颈肥大。

**2. 卵巢功能障碍**　雌激素分泌过高、长期刺激，致使子宫肌层肥厚而引起宫颈肥大。

**3. 慢性炎症**　慢性附件或子宫实质性炎症引起子宫纤维化，可导致子宫肥大。

**4. 盆腔淤血或子宫肌层血管硬化**　也可以引起子宫结缔组织增生，从而导致子宫肥大。

## 九、宫颈肥大如何预防？

**1. 日常生活方面**　女性朋友们在日常生活中需要注意勤换内衣裤，同时内裤最好选择棉质的，这对女性的身体也有不少的好处。女性朋友们若有营养不良、抵抗力弱和患有慢性疾病的患者，需要留意疾病是否发生感染，积极抵抗疾病的同时，也要提高身体的抵抗能力。

**2. 个人卫生方面**　女性朋友们要注意自己的个人卫生情况，采用淋浴的方式洗澡，同时用过的盆、毛巾要进行合理的划分，在使用时最好能用热水消毒，避免细菌的感染。

**3. 产后生活方面**　女性在生产过后需要注意，可以做适当的运动，并可以采用俯卧和膝胸的方式静卧，这样可以有效地避免子宫后倒的情况，也可以帮助女性减少盆腔淤血的情况。

**4. 性生活方面**　女性如果有阴道炎的情况，那么女性因避免进行性生活，这样很容易引发感染的情况。

## 十、宫颈糜烂是不是很可怕的病？

宫颈糜烂曾经是一个困扰了很多女性的“疾病”。去做体检，几乎十有八九会被诊断为宫颈糜烂。2008 年，人民卫生出版社第 7 版《妇产科学》教材取消“宫颈糜烂”病名，以“宫颈柱状上皮异位”生理现象取代。宫颈糜烂，实际上是宫颈的一种正常表现。

## 十一、宫颈糜烂需不需要治疗？

宫颈糜烂（学名宫颈柱状上皮异位）属正常生理现象，没有特殊的临床表现。如果白带增多、发黄、有异味时，则是宫颈炎症的表现。

宫颈糜烂不需要进行任何治疗，现在诸多治疗宫颈糜烂的方法，都是错误的。但对于有症状的宫颈炎，需要进行治疗。急性炎症用栓剂药物治疗，慢性炎症可以采用激光或者冷冻等物理治疗的方法。

## 十二、什么是宫颈癌前期病变？

所谓癌前病变，是指病变本身不是癌，也不一定必然转化为癌，但在这些病变的基础上，在适当的条件下，有可能转化为癌者。如果子宫颈活检鳞状上皮中发现有不典型增生者，则称之为癌前期病变。据统计，如不给予治疗，有 10%～15%的轻、中度和 75%的重度不典型增生将会转变为浸润癌。

凡有子宫颈癌前期病变者，应给予及时治疗，如采用激光、冷冻、电烙、锥切等方法治疗。但对病理活检为重度不典型增生病变者，因癌变的可能性大，应考虑行子宫全切术，术后还需定期随诊，以免复发或漏诊。

## 十三、宫颈癌如何筛查？

宫颈的定期检查很有必要，不是为了预防宫颈糜烂，而是为了预防宫颈癌。宫颈癌的发生与人乳头瘤状病毒（HPV）的感染有关，有些高危型 HPV 感染患者，在宫颈持续感染时，容易发生癌前病变和宫颈癌。宫颈癌自从有了宫颈刮片以后，死亡率有了大幅度的下降，关键就是提前预防和治疗。目前推荐 21 岁以后的女性应该每年进行一次宫颈刮片或宫颈液基细胞学检查，30 岁以后，可以联合做 HPV 检查，如果连续 3 次 HPV 和宫颈刮片或宫颈液基细胞学检查都为阴性，可以间隔时间延长到 3 年检查一次，65 岁以后可以停止筛查。

### 十四、哪些人容易发生宫颈癌？

**1.** 多个性伴侣或性伴侣有多个性伴侣者。

**2.** 早期性行为者。

**3.** 性伴侣的性伴侣患宫颈癌者。

**4.** 曾经患有或正患有生殖道 HPV 感染者。

**5.** 人类免疫缺陷病毒感染者。

**6.** 患有其他性传播疾病者。

**7.** 正在接受免疫抑制剂治疗者。

**8.** 吸烟、毒瘾者。

**9.** 有过宫颈病变、宫颈癌、子宫内膜癌、阴道癌或外阴癌等病史者。

### 十五、怎样远离宫颈癌？

**1. 定期进行专业妇科检查** 专家指出，定期的妇科检查能够及时发现癌症的早期症状，准确性已经达到了 90%以上，在体检中及时发现癌变征兆或者早期癌变，采取正确的处理措施，往往就会达到让人满意的治疗效果。

**2. 保持乐观开朗的心情** 研究表明，乐观开朗的人罹患癌症的概率会比内向悲观的人低很多，所以保持心情愉快也是防癌妙招。

**3. 注意性生活卫生** 通过大量的临床经验总结，很多患有宫颈癌的女性在性生活时往往不注意卫生，或者配偶有包皮过长的症状，包皮垢中含有很多致癌物质，所以性生活前男女双方都要进行清洁。

**4. 拒绝致癌食品** 少食用腌制、油炸、熏烤的食物，因为这些食物中含有大量的致癌物质，摄入过多就会在身体中沉积下来，成为癌症发病的导火索。

**5. 经常自查，观察自身有无宫颈癌的症状** 宫颈癌虽然危险，但是也有它自己的“软肋”，最易早期发现、早期治疗。从早期的炎症发展到恶性的癌变需要 6～8 年的时间，如果好好把握住这段时间，现代医学手段是完全可以把癌变检查出来的，及时采取相应的措施，保证女性重新过上健康生活。

## 第三节 盆 腔 炎

### 一、什么是盆腔炎？

盆腔炎是指女性盆腔生殖器官、子宫周围的结缔组织及盆腔腹膜的炎症。盆腔炎包括子宫炎、输卵管卵巢炎、盆腔结缔组织炎及盆腔腹膜炎，可一处或几处同时发病，是妇女常见病之一。可分为急性与慢性两种，慢性盆腔炎常为急性盆腔炎未能恰当彻底治疗或患者体质较差、病程迁延所致，大大地增加了治疗难度。

### 二、哪些因素容易诱发盆腔炎？

**1.** 性伙伴携淋球菌或沙眼衣原体，或其他致病菌未予治疗。

**2.** 年轻者发病率高，不仅由于这是性活动旺盛的时期，还因性伴不稳定。

**3.** 有过盆腔炎病史。

**4.** 性伴侣多。

**5.** 有宫内避孕器。

## 三、盆腔炎有哪些表现？

**1.** 急性盆腔炎的症状是下腹痛、发热、阴道分泌物增多，腹痛为持续性，活动或性交后加重。若病情严重可有寒战、高热、头痛、食欲缺乏。月经期发病者可出现经量增多，经期延长。压迫膀胱可出现尿频、尿痛、排尿困难；压迫直肠可出现里急后重等直肠症状。急性盆腔炎进一步发展可引起弥漫性腹膜炎、败血症、感染性休克，严重者可危及生命。

**2.** 慢性盆腔炎的症状是下腹部坠胀，疼痛及腰骶部酸痛，常在劳累、性交后及月经前后加剧，其次是月经异常，月经不规则。病程长时部分妇女可出现精神不振、周身不适、失眠等神经衰弱症状。往往经久不愈，反复发作，导致不孕、输卵管妊娠，严重影响健康。

## 四、盆腔炎患者要注意什么？

盆腔炎患者一定要注意个人卫生，主要有以下方面需要留意：①加强经期、产后、流产后的个人卫生，勤换内裤及卫生巾。②避免受风寒，不宜过度劳累。③饮食应以清淡的食物为主，多吃有营养的食物，如鸡蛋、豆腐、赤豆、菠菜等；忌食生、冷和刺激性食物。④月经期避免性生活，以免感染，同时注意护垫的清洁卫生。⑤多饮水。盆腔炎容易导致身体发热，所以要注意多喝水以降低体温。⑥尽量避免不必要的妇科检查，以免扩大感染，引起炎症扩散。

## 五、放环与盆腔炎有关吗？

经过实践表明，只要节育器放置技术符合操作规程，放置对象及放置时机选择合适，不会增加盆腔感染的机会。感染可以是由于放置时无菌操作不严格或尾丝导致自阴道的上行性感染，节育器放置后发生感染包括子宫内膜炎、附件炎，严重的可导致盆腔脓肿。另外，有盆腔炎史的妇女炎症容易复发，一般发生在上环后的前两周，所以，除了手术时要严格遵守无菌操作原则外，有盆腔炎史的妇女最好不要使用节育器，为了避免感染，手术前 3 天及上环后至少半个月内不要有性生活和盆浴，注意阴道卫生，这样才能有效地减少上环后盆腔炎的发生。对于上环已经较久的妇女如果发生盆腔炎，则由环引起的可能性不大。

## 六、如何预防盆腔炎？

**1.** 注意性生活卫生，减少性传播疾病。

**2.** 及时治疗下生殖道感染。

**3.** 加强公共卫生教育，提高公众对生殖道感染的认识，宣传预防感染的重要性。

**4.** 及时治疗盆腔炎，预防后遗症发生。

## 七、子宫切除后还应做妇科检查吗？

常听到很多做过子宫切除术的妇女问医生，子宫切除后是否还应进行妇科病的常规检查？回答是肯定的。子宫切除可以可以有多种原因，也可以有多种手术方式，因此手术后的情况也就会各有差异。此外，子宫切除了，也并不保证妇科病就永不会发生了。所以不论良性、恶性肿瘤，修补或矫治手术后，仍要定期做妇科检查，以便判定手术效果，调整治疗方案，发现新的问题及时处理。

# 第四节　月 经 失 调

## 一、什么是月经失调？

月经不调也称月经失调，是一种妇科常见病，表现为月经周期或出血量的异常，或是月经前、经期时的腹痛及全身症状，病因可能是器质性病变或是功能失常。许多全身性疾病如血液病、高血压病、肝病、内分泌病、流产、宫外孕、葡萄胎、生殖道感染、肿瘤（如卵巢肿瘤、子宫肌瘤）等均可引起月经失调。

## 二、是什么原因导致了月经失调?

**1.** 情绪异常，如长期精神压抑、精神紧张或遭受重大精神刺激和心理创伤，都可导致月经失调或痛经、闭经。

**2.** 妇女经期受寒冷刺激，会使盆腔内的血管过分收缩，可引起月经过少甚至闭经。

**3.** 过度节食，致使雌激素合成障碍而明显缺乏，影响月经来潮，甚至经量稀少或闭经。

**4.** 香烟中的某些成分和乙醇可以干扰与月经有关的生理过程，引起月经失调。

## 三、月经失调有什么表现?

表现为月经周期或出血量的紊乱，有以下几种情况：

**1.** 不规则子宫出血，包括：月经过多或持续时间过长，常见于子宫肌瘤，子宫内膜息肉，子宫内膜增殖症，子宫内膜异位症等；月经过少，经量及经期均少；月经频发即月经间隔少于 25 天；月经周期延长即月经间隔长于 35 天；不规则出血，可由各种原因引起，出血全无规律性，以上几种情况可由局部原因、内分泌原因或全身性疾病引起。

**2.** 功能性子宫出血，指内外生殖器无明显器质性病变，而由内分泌调节系统失调所引起的子宫异常出血，是月经失调中最常见的一种，常见于青春期及更年期，分为排卵性和无排卵性两类，约 85%病例属无排卵性功血。

**3.** 绝经后阴道出血，指月经停止 6 个月后的出血，常由恶性肿瘤、炎症等引起。

**4.** 闭经，指从未来过月经或月经周期已建立后又停止 3 个周期以上，前者为原发性闭经，后者为继发性闭经。

## 四、大量运动后，为何会月经失调?

国内外很多研究都表明，大量运动后确实容易出现月经失调，这种现象在女运动员和女舞蹈演员中尤为普遍。造成这种情况的根本原因在于大量运动可消耗很大的能量，使体内脂肪丧失过多，并产生下述的几个效应：①产生雌激素的原料——固醇类物质的储备大为减少，并最终难以满足身体需要，导致月经来潮延迟或停经。②体内能量储备减少，造成脑垂体分泌的促性腺激素减少而致月经失调。人体在能量分配上是有选择性的，在能量不足时，机体首先放弃那些对生存来说不是必不可少的功能（如生育功能等），而集中给维持生命的功能提供能量。在体内能量储备不足时，垂体促性腺激素和卵巢雌激素、孕激素分泌减少，也是造成闭经的原因之一。③大量运动可增加血中儿茶酚胺和内腓肽等化学物质的浓度，而引起闭经。由此可见，大运动量引起的闭经实际上并非一种病态。出现上述现象后不必紧张，可减少运动量，调整运动计划，一段时间后月经即可恢复正常。如不行，则需到医院进行妇科检查，多数情况稍用药物调整一下，就能取得良好的效果。

## 五、月经推迟的原因可能有哪些?

**1.** 月经推迟首先需要考虑两个方面的原因：妊娠、月经不调。在排除是妊娠的情况后，还应考虑其他可能性，如避孕药等药物的副作用、手术引起的月经推迟、神经内分泌功能失调等。这些原因都有可能引起月经推迟。

**2.** 生活习惯往往是罪魁祸首。正值生育年龄的女性，如果长期处于压力下，会抑制下垂体的功能，使卵巢不再分泌雌激素及不排卵，月经就会开始紊乱。同样，长期心情压抑、生闷气或情绪不佳，也会影响到月经。

**3.** 女性经期受寒，会使盆腔内的血管收缩，导致卵巢功能紊乱，也可引起月经量过少，甚至闭经。

**4.** 常使用电脑、在嘈杂的环境生活等都有可能影响到女性经期，从而发生如月经推迟等情况。

## 六、如何减少月经失调的发生?

青春期前即应学习、了解一些卫生常识，对月经来潮这一生理现象有一个正确的认识，消除恐惧及紧张心理。经期应注意保暖，忌寒冷刺激；注意休息、减少疲劳、加强营养、不可盲目节食、不吸烟、少饮酒、增强体质；应尽量控制剧烈的情绪波动，避免强烈的精神刺激，保持心情愉快。

## 第五节　子宫脱垂

### 一、什么是子宫脱垂?

子宫脱垂是指子宫从正常位置沿阴道下降，甚至子宫全部脱出于阴道口以外，常合并有阴道前壁和（或）后壁膨出，还可同时伴有膀胱尿道和直肠膨出。子宫脱垂与支持子宫的各韧带松弛及骨盆底托力减弱有关，因此多见于多产、营养不良和体力劳动的妇女。

### 二、什么原因导致子宫脱垂?

**1.** 分娩损伤是子宫脱垂发病的主要原因。

**2.** 慢性便秘及咳嗽，腹水或腹型肥胖，都可使腹压增加，促使子宫脱垂。

**3.** 生殖器官支持组织先天发育不良。

**4.** 严重营养不良。

**5.** 衰老。

### 三、子宫脱垂有什么表现?

**1.** 腰骶部酸痛，尤以骶部为甚，劳动后更加明显，卧床休息后可缓解。此外，患者感下腹、阴道、会阴部下坠，也以劳累后加重。

**2.** 阴道脱出肿物。患者自述有球形物自阴道内脱出，于行走、体力劳动时更加明显，卧床休息后自行还纳。脱垂严重者，终日掉在外面，不能自行还纳，行走活动时与衣裤摩擦而感不适，久经摩擦而发生溃疡、感染、分泌物增多，甚至出血，日久局部组织增厚角化。

**3.** 泌尿道症状：多数子宫脱垂患者，当其大笑、剧烈咳嗽、体势用力时，腹腔压力突然增加，引起尿失禁而尿液外溢。子宫脱垂往往伴有不同程度地膀胱膨出，但是否出现压力性尿失禁，取决于膀胱与尿道的解剖关系是否改变。少数子宫脱垂患者排尿困难，导致尿潴留，需用手指将膨出的膀胱向前推举后，方能排尿。其原因为膀胱膨出严重，胀大的膀胱位置低于尿道。

**4.** 月经改变、白带多　由于盆腔脏器脱垂，导致血循环障碍，局部淤血，影响正常月经，可使月经过多。此外，由于血循环障碍脱出脏器并发溃疡、感染，致使白带增多，并伴有血性分泌物。

**5.** 一般不影响受孕、妊娠和分娩，但子宫脱垂不能还纳者，临产后可出现宫颈水肿致宫颈扩张困难造成难产。

**6.** 体征：子宫下移从子宫颈位于阴道内距处女膜＜14cm 到子宫体完全脱出于阴道口外。不能还纳的子宫脱垂常伴有直肠膀胱膨出，阴道黏膜增厚角化，宫颈肥大并延长，膀胱子宫窝距阴道前穹隆的距离＞2cm，可长达 4～5cm。重度子宫脱垂伴膀胱脱垂时，阴道膀胱横沟皱襞消失，膀胱下界可长于宫颈外口，重度子宫脱垂有膀胱、输尿管下移，与尿道开口形成正“三角形”区。

### 四、如何预防子宫脱垂?

**1.** 适当休息，避免重体力劳动。

**2.** 避免长期站立或下蹲、屏气等增加腹压的动作。

**3.** 保持大、小便通畅。

**4.** 及时治疗慢性气管炎等增加腹压的疾病。

**5.** 适当进行身体锻炼，提高身体素质。

### 五、女性如何保护子宫?

**1. 养成良好的卫生习惯**　包括：勤洗、换内衣裤，使用合格卫生的卫生巾，每日清洗外阴，减少盆浴而尽量多采用淋浴形式，以免不洁异物进入阴道，防止致病菌繁衍并上行进入子宫，引起感染。注意性生活卫生，避免经期和产褥期性交。

**2. 积极避孕，避免流产** 据调查，流产 3 次以上，子宫患病及发生危害的可能性显著增加。反复多次人工流产，很容易造成宫腔感染、宫颈管或宫腔粘连，导致继发性不孕，大月份引产还可以造成产后出血、子宫破裂等严重并发症。

**3. 注意孕产期保护** 子宫发育成熟后，才能承担正常的孕、产任务。要避免过早妊娠和生育。一旦确定妊娠之后，准妈妈宜加强孕期保健。应坚持定时产前检查，及时掌握情况，发现异常，及早处理。分娩时应前往正规医院进行严密地分娩监护，实施科学接生。产后要注意休息，避免过早体力劳动，预防子宫脱垂。

**4. 定期妇检** 育龄期女性一般建议每半年到一年到正规医院进行妇科检查。若有任何不适，应及时就诊，做到早诊断、早治疗，避免讳疾忌医。

**5. 科学生活和饮食** 肥胖和吸烟都可增加子宫颈癌的发病率。因此，妇女从青少年时期起就应注意饮食平衡，不要染上吸烟、酗酒等不良嗜好。另外要坚持锻炼身体，不断增强体质。经常锻炼可使腹肌和骨盆肌肉更结实有力，有助于将来的分娩。

## 第六节　子宫内膜异位症

### 一、什么是子宫内膜异位症？

子宫内膜异位症是指有活性的内膜细胞种植在子宫内膜以外的位置而形成的一种女性常见妇科疾病。内膜细胞本来是应该生长在子宫腔内的，但由于子宫腔通过输卵管与盆腔相通，因此使得内膜细胞可经由输卵管进入盆腔异位生长。痛经、慢性盆腔痛、月经异常和不孕是其主要症状。本病多发生于生育年龄的女性，青春期前不发病，绝经后异位病灶可逐渐萎缩退化。

### 二、什么原因引起子宫内膜异位症？

**1. 月经疾病** 尤其是月经周期缩短、月经频发、月经量多，经期过长、行经腹痛等。

**2. 多次流产、剖宫产手术** 多次做人工流产手术时，很难避免子宫内膜碎片和血液通过输卵管进入盆腔，造成子宫内膜异位症。

**3. 子宫位置不正** 子宫后倾后屈，容易造成经血流出不畅，给经血逆流进入腹腔创造机会。

**4. 生殖器官异常** 包括先天发育异常和后天因素引起。

**5. 压力过大、免疫力差** 长期精神压力过大会引起自主神经功能紊乱，造成人体内分泌失调。

### 三、子宫内膜异位症有什么表现？

**1. 痛经** 渐进性痛经是子宫内膜异位症（内异症）常见而突出的特征，可发生在月经前、月经时及月经后。有的痛经较重难忍，需要卧床休息或用药止痛，甚至痛得“滚炕”或撞头。疼痛常随着月经周期而加重，月经结束而消失。

**2. 不孕** 约有 50%子宫内膜异位症患者伴有不孕；在不明原因不孕患者中，30%～40%患子宫内膜异位症。子宫内膜异位症患者不孕的常见病因为盆腔肿块、粘连、输卵管堵塞、卵泡发育不好或排卵障碍等。

**3. 月经不调** 内在性子宫内膜异位症，月经量往往增多，经期延长。可能由内膜增多所致，但多伴有卵巢功能失调。

**4. 性交疼痛** 发生于子宫直肠窝、阴道直肠隔的子宫内膜异位症，使周围组织肿胀而影响性生活。

**5. 周期性直肠刺激症状** 进行性加剧的周期性直肠刺激症状，表现为直肠、肛门、外阴部坠胀、坠痛、里急后重感和大便次数增多。

**6. 周期性膀胱刺激症状** 当子宫内膜异位症病变累及膀胱腹膜反褶或侵犯膀胱肌层时，会同时出现经期尿急、尿频等症状。若病变侵犯膀胱黏膜（膀胱子宫内膜异位症）则有周期性血尿和疼痛。

## 四、子宫内膜异位症能根治吗?

子宫内膜异位症的病变过程就像“蒲公英播种”，月经血的逆流和子宫的蠕动就像“徐徐微风”，把内膜细胞（种子）带到盆腔、卵巢等各个地方，若遇“土壤肥沃”（盆腔的防御能力下降），再加“雨露阳光”（雌激素刺激），内膜细胞就得以在子宫腔外“生根、发芽”形成病灶。其实，仅少部分女性“种子”（内膜细胞）的生命力非常旺盛，加之有合适的“土壤和阳光”，便蓬勃生长起来，形成内异症的病灶。对于内异症，保留子宫的保守性手术治疗更像是“拔草”，去除病灶的过程就像拔出已经播种生长的蒲公英幼苗。另外，从“播种”到“幼苗破土而出”也有个过程，手术中我们只能消灭那些肉眼可见的“幼苗”，而对于那些已播种并正在孕育中的种子却无法清除，这就需要术后的药物治疗，创造一个“冰雪交加的寒冷状态”（低雌激素水平或孕激素治疗），剥夺种子发芽必需的“阳光温度”等条件，使其自生自灭。但是，因为最初的“老蒲公英”（子宫）一直存在，目前我们又很难改造“种子”的质量（对内异症患者而言，内膜细胞有相对更强的适于异位生长的能力），也相对不容易让“微风不吹”（80%的女性都存在月经血的逆流，可能是一种生理现象）；虽然偶尔可通过一些药物避免“阳光雨露”（如使用促性腺激素释放激素类似物、芳香化酶抑制剂等药物，降低雌激素水平），但仍多为缓兵之计，难保一劳永逸，正所谓“野火烧不尽，春风吹又生”。术后积极妊娠或良好的药物治疗以及随诊可以在一定程度上延缓症状、避免复发，但仍有 40% 以上的内异症患者会在 5 年内复发。

## 五、如何预防子宫内膜异位症?

**1. 适龄婚育**　对晚育妇女，尤其是伴有痛经者，应尽早生育。

**2. 药物避孕**　已有子女或暂无生育计划的女性，若有痛经，可选择口服避孕药，即可避孕，又可减少子宫内膜异位症的发生。

**3. 防止经血逆流**　月经期间，禁止一切激烈的体育运动及重体力劳动；经期避免性生活；尽早治疗宫颈粘连等并发经血潴留的疾病。

**4. 防止医源性子宫内膜异位症的发生**　尽量避免意外怀孕、人工流产及剖宫产等手术。

# 第八章　乳腺系统健康教育

## 第一节　乳 腺 检 查

女性从 20 岁开始就应该每 3 年做一次正规的乳房检查，从 40 岁开始则需要每年检查一次。检查手段包括乳房 X 线片、磁共振和超声波检查。此外，建议从 20 岁开始，每月做一次自我检查。

自我检查的方法主要是：首先目测，站在镜子前，双臂下垂，观察乳房的形状、大小、颜色和质感。然后双臂上举，做同样的观察。若两侧乳房不对称，就应引起注意。接下来，双手置于胯骨上，用力使胸肌收缩，同时弯下腰，如果感觉乳房吃紧，那就可能有肿瘤。接下来躺卧进行触摸检查，在肩膀下垫一个枕头或毛巾，手臂伸直，使乳房组织充分伸展，用三根手指触摸整个乳房，连腋窝和锁骨附近也不能忽略。乳房检查首先应观察乳腺的发育情况：两侧乳房是否对称；大小是否相似；两侧乳头是否在同一水平上；乳头是否有回缩凹陷；乳头乳晕有无糜烂；乳房皮肤色泽如何，有无水肿和橘皮样变；是否有红肿等炎性表现；乳腺区浅表静脉是否怒张等。如果觉得有异常变化，就应该进行进一步的检查。

除了自我检查，女性应该适当增加体育锻炼，同时少喝酒，多吃水果、蔬菜、含胡萝卜素多的食物及全麦食品，摄取足够的叶酸、维生素 D 和钙，少吃脂肪，以降低患乳腺癌的风险。

## 第二节　乳腺增生症

### 一、什么是乳腺增生症?

乳腺增生症是最常见的乳腺良性病变，其实乳腺增生症并不是真正的疾病，而是一种生理性病变，与女性内分泌功能紊乱有关。WHO 称乳腺增生症为“良性乳腺结构不良”，大约 90%的成年女性都有不同程度的乳腺增生病理表现。临床上以乳腺肿块，疼痛及月经不调为特点。

### 二、引起乳腺增生的原因是什么?

**1. 精神因素**（35%）　精神过于紧张、情绪过于激动等不良精神因素，都可能使本来应该复原的乳腺增生组织得不到复原或复原不全，久而久之，便形成乳腺增生，而且这些不良的精神刺激还会加重已有的乳腺增生症状。

**2. 不良生活习惯**（25%）　还有许多人为因素和生活方式因素，如人流、不育或 30 岁以上生育、不哺乳、夫妻不和、食用含激素的保健品等、佩戴过紧的胸罩（过紧的胸罩易压迫淋巴和血液循环），都有碍乳腺健康。

**3. 饮食不合理**（20%）　饮食结构不合理，如脂肪摄入过多，可影响卵巢的内分泌功能，强化雌激素对乳腺上皮细胞的刺激从而导致乳腺增生。

### 三、乳腺增生有什么表现?

乳房疼痛和肿块为本病主要表现。

**1. 乳房疼痛**　常为胀痛或刺痛，可累及一侧或两侧乳房，以一侧偏重多见，疼痛严重者不可触碰，甚至影响日常生活及工作，疼痛以乳房肿块处为主，亦可向患侧腋窝、胸胁或肩背部放射；有些则表现为乳头疼痛或痒，乳房疼痛常于月经前数天出现或加重，行经后疼痛明显减轻或消失；疼痛亦可随情绪变化而波动，这种与月经周期及情绪变化有关的疼痛是乳腺增生临床表现的主要特点。

**2. 乳房肿块**　肿块可发于单侧或双侧乳房内，单个或多个，好发于乳房外上象限，亦可见于其他象限，肿块形状有片块状、结节状、条索状、颗粒状等，其中以片块状为多见，肿块边界不明显，质地中等或稍硬韧，活动好，与周围组织无粘连，常有触痛，肿块大小不一，小者如粟粒般大，大者可达 3～4cm，乳房肿块也有随月经周期而变化的特点，月经前肿块增大变硬，月经来潮后肿块缩小变软。

**3. 乳头溢液**　少数患者可出现乳头溢液，为自发溢液，草黄色或棕色浆液性溢液。

**4. 月经失调**　本病患者可兼见月经前后不定期，量少或色淡，可伴痛经。

**5. 情志改变**　患者常感情志不畅或心烦易怒，每遇生气、精神紧张或劳累后加重。

### 四、乳腺增生症需要治疗吗？

乳腺增生的治疗，主要是对症治疗。中西医大多都采用调节内分泌的方法。但是，任何药物都只能缓解症状，而不能根治乳腺增生。

### 五、乳腺增生是否会恶变呢？

目前研究认为，乳腺增生的有无并不会明显改变乳腺癌发病的危险。换句话说，患乳腺增生的女性与没有乳腺增生表现的女性患乳腺癌的危险性是相近的，同样需要警惕。但是，乳腺癌与乳腺增生可以同时存在，定期体检有助于排除乳腺的其他疾病，尤其是早期乳腺癌。B 超是最常用的检查方法。该检查无放射性，安全性高，可多次重复检查，适合各年龄段女性。

### 六、乳腺增生会发展成乳腺癌吗？

近年来的研究表明：从组织形态来看，不伴有乳腺导管上皮增生的单纯小叶增生，占全部乳腺增生的 70%，不会变为乳腺癌。伴有导管上皮增生，但上皮细胞无异型的乳腺增生占 20%，恶变率为 1%～2%。导管上皮增生，上皮细胞呈轻度异型的乳腺增生占 5%，恶变率为 2%～4%。导管上皮增生，若上皮细胞重度异型，发生率虽仅为 5%，但恶变率却为 75%～100%。

因此，虽然只有极少数的乳腺增生可以发生癌变，但不要大意，应每隔 3 个月或半年去医院检查。如果发现有单侧范围局限的病变，或乳腺结节短期内增大变硬，应提高警惕。绝经期前后及老年妇女，特别是有乳腺癌家族史的妇女，更应定期到医院去检查，必要时需进行针吸细胞学或病理组织学检查。乳腺彩超和乳腺钼靶照相，亦可辅助诊断，以便能够发现癌前期病变，及时处理，防患于未然。

### 七、如何预防乳腺增生？

**1.** 心理治疗，因缺乏对此病的正确认识，不良的心理因素如过度紧张、刺激、忧虑、悲伤，造成神经衰弱，会加重内分泌失调，促使增生症加重，故应解除各种不良的心理刺激，对心理承受差的人更应注意，少生气，保持情绪稳定，心情愉悦有利增生早康复。

**2.** 改变饮食，防止肥胖。少吃油炸食品、动物脂肪、甜食及过多进补食品，要多吃蔬菜和水果类，多吃粗粮，黑、黄豆、核桃、黑芝麻、黑木耳、蘑菇等。

**3.** 生活要有规律。劳逸结合，保持性生活和谐，可调节内分泌失调，保持大便通畅会减轻乳腺胀痛。

**4.** 多运动，防止肥胖，提高免疫力。

**5.** 禁止滥用避孕药及含雌激素美容用品，不吃用雌激素喂养的鸡、牛肉。

**6.** 避免人流，产妇多喂奶，防患于未然。

**7.** 自我检查和定期复查。

## 第三节　乳腺纤维瘤

### 一、什么是乳腺纤维腺瘤？

乳腺纤维腺瘤是乳房内最常见的肿瘤，多见于青年女性，与体内雌激素分泌过高有关，可发生在一侧或两侧乳房内，一般为单发性。肿块为卵圆形或圆形，表面光滑，质地中等硬度，与周围组织分界清楚，与皮肤无粘连，肿块易被推动。

## 二、乳腺纤维瘤形成的原因是什么？

乳腺纤维腺瘤的病因及发病机制尚不甚清楚，但一致认为和以下因素有关。

**1.** 雌激素水平失衡　如雌激素水平相对或绝对升高，雌激素水平的过度刺激可导致乳腺导管上皮和间质成分异常增生形成肿瘤。

**2.** 局部乳腺组织对雌激素过度敏感　正常乳腺的各部组织对雌激素敏感性的高低不一，以致对敏感性高的局部组织易患本病。另外由于局部解剖、生理特性的差异，致使不同妇女乳腺组织对雌激素刺激的敏感性不同，对雌激素刺激敏感的妇女才得病。说明以上两种原因是协同作用的。

**3.** 饮食因素　高脂饮食可改变肠道菌群，使来自胆汁的类固醇在结肠中转化为雌激素，进而刺激乳腺导管上皮及间质纤维组织增生引起本病。

**4.** 遗传倾向。

## 三、乳腺纤维瘤有哪些表现？

常在无意中发现乳房内有无痛性肿块，多为单发，亦可为多发，也可在双侧乳腺内同时发生，以乳腺外上象限较为多见，有时在乳内布满大小不等的肿瘤，称为乳腺纤维腺瘤病。肿瘤一般生长缓慢，但妊娠期及哺乳期生长较快。肿瘤直径 1～3cm，亦有超过 10cm 以上者。常呈圆形、椭圆形，质地韧实，边缘清楚，表面光滑，移动良好，触诊有滑动感。无触压痛，无乳头溢液。根据临床表现可分为 3 型。普通型（瘤体 1～3cm），最常见；青春型（瘤体生长快），少见；巨纤维腺瘤（瘤体＞5cm）。

## 四、乳腺纤维腺瘤会发展成乳腺癌吗？

乳腺纤维腺瘤包括两种组织成分，导管上皮和纤维化间质。当导管上皮发生恶性变时，称其为癌在纤维腺瘤中。当然，这是一种很少见的情况，一般情况下乳腺纤维腺瘤不会发展为乳腺癌。通常，如果在病理检查时发现患者的乳腺纤维腺瘤存在明显的导管上皮增生，甚至出现不典型增生，医生均会在报告中注明建议随诊。此时需要患者与临床医师配合，进行定期的术后随诊，以便发现早期的病灶。

## 五、如何预防乳腺纤维瘤？

**1.** 营养充足，保持乳房部的肌肉强健，脂肪饱满。行端坐正，保持优美的体态，特别是不能含胸，应挺胸、抬头、收腹、直膝，使优美的乳房能骄傲地挺出，女性的风采充分展示。

**2.** 注意保护乳房，免受意外伤害，在拥挤的公共汽车上及逗弄小孩时尤其应该注意。

**3.** 根据自己乳房的情况佩戴质地柔软、大小合体的乳罩，使乳房在呈现优美外形的同时，还能得到很好地固定、支撑。

**4.** 对乳房实施自我检查，定期到专科医生处做乳房部的体格检查，有必要时还可定期做乳腺 X 线摄片。在自我感觉不适或检查发现问题时，应及时就诊，以早期诊断、早期治疗各种乳房疾病。

## 六、乳腺纤维瘤是良性病变吗？是否会癌变？

乳房纤维腺瘤虽属良性，但有恶变可能，故一旦发现，应予手术切除。手术可在局麻下施行，显露肿瘤后，连同其包膜整块切除，切下的肿块必须常规地进行病理检查，排除恶性病变的可能。

乳腺纤维瘤是否会癌变，这是大家十分关心的问题，尤其是患有该病的患者。目前国内外研究的资料表明，乳腺纤维瘤与乳腺癌的发生关系不大，且纤维瘤的恶变率也很低。但在妊娠期，纤维瘤可突然长大发生肉瘤变。40 岁以上的妇女特别是绝经期及绝经后发生纤维瘤者，恶变的危险性增高，患有乳腺囊性增生的患者如同时患有乳腺纤维瘤，亦会增加患癌的危险性。

# 第四节 乳 腺 癌

## 一、什么是乳腺癌?

乳腺癌是在乳房内发病率最高的恶性肿瘤，早期为无痛性单发的小肿块，质硬，表面不光滑，组织界限不清，不易被推动。早期无自觉症状，多数被患者无意中发现。肿块增大时，则与皮肤粘连，局部皮肤可凹陷，呈橘皮样。癌肿侵犯乳管时，可使乳头回缩。

## 二、乳腺癌的危险因素有哪些?

乳腺癌是目前女性发病率最高的恶性肿瘤，乳腺癌发病的确切原因目前尚不清楚。目前医学界普遍认为，乳腺癌的发生与以下若干因素有关。

**1.** 月经初潮早、绝经晚。月经初潮年龄小于 12 岁与大于 17 岁相比，乳腺癌发生的相对危险增加 2.2 倍，闭经年龄大于 55 岁比小于 45 岁者发生乳腺癌的危险性增加一倍。

**2.** 遗传因素。有研究发现，母亲在绝经前曾患双侧乳腺癌的妇女，自身患乳腺癌的危险性为一般妇女的 9 倍，而且乳腺癌患者的第二代出现乳腺癌的平均年龄约比一般人低 10 岁左右。姐妹当中有人患乳腺癌的女性，自身患乳腺癌的危险性为常人的 3 倍。但需要强调的是，乳腺癌并不是疾病的直接遗传。

**3.** 月经初潮早于 12 岁或绝经年龄大于 55 岁。

**4.** 从未生育或生育晚（35 岁以后），生育后哺乳时间少或人工哺乳。

**5.** 不健康的“高热量、高脂肪”饮食习惯，结果导致乳腺癌的发病率大大提高。

**6.** 儿童及青少年时期接受过胸部放疗的，长大后患乳腺癌的危险性也相应增加。

**7.** 不健康的生活方式。有些长期从事办公室工作的女性白领坐多动少，缺乏锻炼

**8.** 精神抑郁和过度紧张。据调查，性格内向、精神长期抑郁、早期生活不幸福，是导致癌症的重要因素。

**9.** 都市年轻女性面临激烈的竞争压力，精神长期处于紧张的应激状态，容易导致情绪上的不稳定。这些精神因素与不良生活、工作方式加在一起，会对乳房造成进一步的伤害。

**10.** 含雌激素相关药品或产品（包括保健品、化妆品等）的不当使用。

**11.** 环境污染、农药致癌物质等。

## 三、为什么乳腺癌早期发现比较困难?

乳腺癌的早期发现、早期诊断与早期治疗，是提高乳腺癌疗效的关键。乳腺位于人体表面，理论上诊断较容易，但就目前资料来看，早期病例仍占少数，以下因素可能延误了诊断：

**1.** 乳腺癌的科普知识了解不够，对乳腺癌的临床特点尚不认识，日常生活中缺少对这一疾病的警惕性。

**2.** 早期乳腺癌是一种无痛性肿物，身体可以无任何不适，既不影响生活，也不影响工作。

**3.** 少数妇女受陈旧观念的束缚，思想守旧，羞于查体，不愿意暴露乳腺，更不愿意去医院检查。

**4.** 图一时省事、方便，听信某个人的无稽之言或过于迷信某个医生或仪器的诊断，放松了警惕，不再进一步进行检查。

**5.** 有些人读过一些肿瘤的书籍，或受周围人的影响，患了“恐癌症”，非常害怕自己患乳腺癌，不敢去医院检查，且不知身陷误区，患不患乳腺癌不取决于去不去医院。去看医生可以排除乳腺癌，解除心理压力，一旦确诊为乳腺癌，也是早期发现、及时治疗，获得最佳疗效。

**6.** 生活节奏快，工作繁忙，一个个新问题的出现，忙于应对，顾不上关心自己的身体，即使有不适，也没时间去医院，随便对付了事。

以上这些错误做法造成不少乳腺癌患者延误了早诊的时机。

## 四、乳腺癌如何筛查？

**1. 妇女参加乳腺癌筛查的起始年龄**

（1）机会性筛查一般建议从 40 周岁开始，但对于一些乳腺癌高危人群可将筛查起始年龄提前到 20 周岁。

（2）群体普查暂无推荐年龄，卫生和计划生育委员会开展的农村妇女免费乳腺癌检查年龄为 35～65 岁，以超声检查为主，补充乳腺 X 线检查。

**2. 乳腺癌筛查的方法**

（1）乳腺 X 线检查：乳腺 X 线对年轻致密乳腺组织穿透力差，故一般不建议对 40 岁以下、无明确乳腺癌高危因素或临床体检未发现异常的妇女进行乳腺 X 线检查。

（2）乳腺临床体检：一般建议将体检作为乳腺筛查的联合检查措施，可能弥补乳腺 X 线筛查的遗漏。

（3）乳腺自我检查：鼓励基层医务工作者向妇女传授每月 1 次乳腺自我检查的方法，绝经前妇女应建议选择月经来潮后 7～10 天进行。

（4）乳腺超声检查：超声可作为乳腺筛查的辅助手段。

（5）乳腺磁共振（MRI）检查。

（6）其他检查：目前的证据不支持近红外线扫描、核素扫描、导管灌洗等检查作为乳腺癌的筛查方法。

## 五、如何面对乳腺癌？

目前，乳腺癌已经成为全球女性最为常见的恶性肿瘤，而且发病年龄也趋于年轻化。作为乳腺癌患者，应该怎样面对乳腺癌呢?

**1. 正确认识**

（1）树立战胜疾病的信心。乳腺癌并不可怕，它是可治疗的，而且早期乳腺癌的患者中有 90% 可以治愈。即使少部分患者出现复发或者转移，仍然有很多方法治疗，其中很多患者可以带瘤生存，时间最长的超过 10 年。

（2）营造融洽的家庭氛围。乳腺癌不传染，得了乳腺癌并不会传染给其他人。

（3）得了乳腺癌不等于变成了废人，不会成为家庭的累赘。很多患者治疗结束后重新承担起所有家务，或者参加工作增加家庭收入。

**2. 规范治疗**

（1）一定要到肿瘤专科进行治疗，所有肿瘤的首次治疗最关键，直接影响总的生存时间和生活质量。首次治疗不规范可能导致治疗失败，使一些能治愈的患者短期内出现复发或转移。

（2）治疗期间与主管医生充分沟通，了解治疗的大致流程，听取医生的意见，并遵照医生的安排，完成整个治疗过程。目前乳腺癌的治疗每年国家都有专门的治疗指南，针对各种情况的乳腺癌患者，医生根据指南选择合理的治疗方案。患者从确诊乳腺癌的第 1 天，后续如何治疗基本已经确定。需要做的就是按部就班地实施，并根据个人的反应情况对治疗方案进行调整。

（3）治疗中肯定会有一些不适感，或者会有一些后遗症，但这些情况都是可控的，一般都可以恢复，对以后正常生活不会产生很大的影响。

（4）不要忽略任何一种治疗方法，尤其是口服药物，乳腺癌患者中有多数人需要长期口服药物治疗，以他莫昔芬、来曲唑、阿那曲唑、依西美坦等为主。药物治疗也是乳腺癌主要的治疗方法之一。这些药物可以长期抑制肿瘤细胞的生长，这是其他治疗方法不能比的。

**3. 规律复查** 有些患者觉得没有不舒服的地方，就不必花钱复查。不要小看规律复查，它可以发现早期转移。肿瘤生长很隐匿，不会提前打招呼，在它刚刚转移的时候治疗，仍然可以消灭它。

**4. 回归社会** 治疗结束后半年，基本就可以正常生活和工作，不要闷在家里，一定要走出家门。就像感冒好了要继续工作一样，不要把自己当患者看待。治疗结束，病就好了。养成健康的生活习惯，保持良好的心理状态。疾病就不会再瞄上你。

## 六、乳腺钙化和乳腺癌是一回事吗？

在医院进行乳腺 X 线检查的妇女，常听医生说“有乳腺钙化”，约 1/3 的妇女会在 X 线检查时发现乳腺钙化灶。被查出“有乳腺钙化”的妇女常担心是否得了乳腺癌。乳腺钙化（mammary gland calcification）大多是由良性疾病产生的，乳腺癌也可以产生钙化，但乳腺癌产生的钙化是微小钙化灶；而良性的乳腺钙化灶往往比较大。医生可以帮助判断乳腺钙化是来自良性的还是恶性的疾病。良性钙化颗粒粗、数目少、密度高、分布局限。恶性钙化颗粒细、数目多、密度低，有时钙化可为乳腺癌唯一的表现形式。①大钙化通常是乳房内部的退行性改变，形成原因多是由于曾经有损伤、发炎，或乳房动脉的老化，并且通常与癌症无关。②微钙化可能是在迅速分解细胞的部位找到的钙斑点。这些由迅速分解细胞留下的残余物可以显示为微钙化作用。当它们成群大量出现时，即表示有小肿瘤的可能。良性的乳腺钙化可以定期检查，不必进行手术治疗。

## 七、如何预防乳腺癌？

**1.** 建立良好的生活方式，调整好生活节奏，保持心情舒畅。

**2.** 坚持体育锻炼，积极参加社交活动，避免和减少精神、心理紧张因素，保持心态平和。生活要有规律、劳逸结合，保持性生活和谐，保持大便通畅会减轻乳腺胀痛。

**3.** 养成良好的饮食习惯。婴幼儿时期注意营养均衡，提倡母乳喂养；儿童发育期减少摄入过量的高蛋白和低纤维饮食；青春期不要大量摄入脂肪和动物蛋白，加强身体锻炼；绝经后控制总热量的摄入，避免肥胖。平时养成不过量摄入肉类、煎蛋、黄油、奶酪、甜食等饮食习惯，少食腌、熏、炸、烤食品，增加食用新鲜蔬菜、水果、维生素、胡萝卜素、橄榄油、鱼、豆类制品等。

**4.** 积极治疗乳腺疾病。

**5.** 禁止滥用避孕药及含雌激素的美容用品，不吃用雌激素喂养的鸡肉、牛肉。

**6.** 不长期过量饮酒。

**7.** 自我检查和定期体检，在乳腺癌高危人群中开展药物性预防。

**8.** 建议女性了解一些乳腺疾病的科普知识，掌握乳腺自我检查方法，养成定期乳腺自查习惯，积极参加乳腺癌筛查，防患于未然。

# 第九章　常见肿瘤健康教育

肿瘤是一种细胞的异常增生，肿瘤细胞虽来源于正常组织细胞，其增生能力远大于正常细胞，除毛发与指甲，人体其他部位均可发生肿瘤。肿瘤一般分为良性与恶性，部分良性肿瘤可转变为恶性肿瘤，但恶性肿瘤不会变为良性肿瘤。WHO 在 2012 年的报告中明确指出：全世界每年新发恶性肿瘤 1400 万例，死亡率超过半数。癌症成为我国除心脑血管疾病外死亡率最高的疾病。国民谈癌色变，对癌症的恐惧日益加深。癌症专家认为，到 2025 年，全世界每年新发恶性肿瘤可达到 2000 万例。

我国相关研究结果表明：采取合适的策略与措施，66%的男性和 43%的女性常见癌症的发病率和死亡率都可以被有效预防和控制。近年来，有“肿瘤也是种慢性病”的说法，的确，从肿瘤细胞出现到可被仪器检测需要 10～30 年，实际发病过程缓慢。在肿瘤发生前认识到危险因素并及时采取应对措施，可以从根本上降低肿瘤的发病率。

## 第一节　肿 瘤 概 论

### 一、怎样分辨良性肿瘤与恶性肿瘤？

主要从肿瘤细胞分化、转移性和复发性几个方面来鉴别肿瘤是良性或恶性。肿瘤细胞分化需要由专业医师取部分肿瘤组织，交由病理专家切片镜下观察诊断；一般良性肿瘤不发生转移，恶性肿瘤常出现转移，如鼻咽癌转移较早，子宫体腺癌则转移较晚，肿瘤若转移到心、脑、肺、肾等重要器官则会严重威胁患者生命；良性肿瘤切除后很少复发，恶性肿瘤在手术切除后较多复发，且复发后肿瘤生长更迅速。

### 二、身体里为什么会产生肿瘤细胞？

肿瘤细胞实质是来源于我们的正常细胞，在内因与外因的共同作用下非正常分裂产生“变异细胞”，人体内数以万亿的细胞每天都会产生“变异细胞”，这些“变异细胞”会及时被免疫系统识别并清除，在免疫力低下时，免疫细胞不能及时发挥作用，“变异细胞”可能逐渐变为肿瘤细胞并不停分裂，形成肉眼可见的肿瘤组织。

### 三、癌症的发生与哪些因素有关？

从微观水平来看，癌症的发生是外界因素导致局部细胞在基因水平失去了对其生长正常调控的结果。目前已知的癌症发生和发展与行为生活方式、环境理化因素、病毒感染、机体因素和人口学因素相关。

**1. 行为生活方式**　目前已明确的肿瘤危险因素包括吸烟，饮酒，不良饮食结构，肥胖，体力活动较少。

**2. 环境理化因素**　流行病学调查结果提示，苯并芘类、亚硝胺类、某些芳香烃类等 30 多种环境化合物都有致癌作用。此外，长期日照，慢性灼伤，大剂量辐射，紫外线，饮水污染都可能增加癌症发病率。

**3. 病毒感染**　15%～20%的肿瘤与病毒等生物因素相关。如乙肝和丙肝病毒感染与肝癌相关；人乳头状瘤病毒感染与宫颈癌相关等。

**4. 机体因素**　包括遗传易感性、人体免疫功能和神经内分泌功能。一些人由于遗传基因缺陷，在危险因素作用下，对某些肿瘤易感性更强；人体免疫功能低下不能消除变异细胞时，这些细胞可能演变为肿瘤，老年人免疫功能低下，因此肿瘤在老年群体中发病率更高。

**5. 人口学因素**　包括性别、年龄、居住地等。男性肺癌和肝癌发病率及死亡率远高于女性；

由于致癌物在人体内的不断累积，老年人癌症发病率高于年轻人；城市居民的胰腺癌和直肠癌发病率高于农村居民。

## 四、癌症会传染吗?

癌症是不会传染的，与癌症患者握手、吃饭等没有得癌症的风险。就算正常人在接触过程中吸入或接触了癌症细胞，体内的免疫系统也可以迅速杀死这些异己细胞。再如，肝癌的发生虽与乙肝相关，但当患者从乙肝演变为肝癌时通常已过了传染期，正常人不会通过与肝癌患者接触而感染乙肝，更不会被肝癌传染。

## 五、癌症有家族遗传性吗?

癌症是多基因遗传易感性疾病。某些癌症与遗传相关，其原理是父母由于某些基因异常导致对某种癌症具有易感性，孩子遗传了父母的基因，同样对某种癌症具有易感性，若父母与孩子都接触了该种癌症的致癌物或危险因素，父母与孩子都可能患该种癌症，但本质上遗传的是易感性基因而不是癌症，若子女避免与致癌物或危险因素的接触，患癌的可能性很低。

若一个家族中有多人患同一种癌症，则可以考虑他们的居住环境、工作环境和生活习惯等是否暴露在同一危险因素下，如某家族肝癌发生率较高，经调查与乙肝病毒感染相关，这种情况并不属于遗传。

## 六、癌症真的是种慢性病吗?

我国发布的《中国慢性病防治工作规划（2012～2015 年）》中包括癌症的防控，部分癌症确实进展较为缓慢，宫颈癌由癌变发展为浸润癌需要十年甚至更长，部分老年人的前列腺癌可以终身不发病，部分癌症患者在经过有效治疗后可以存活 5～10 年甚至更久。但大部分常见癌症如肺癌、胃癌、肝癌等，发现后若得不到及时有效治疗，进展迅速。癌症是“慢性病”需要我们辩证地看，从医学角度癌症与慢性病有本质上的差别，但在预防治疗上二者异曲同工，强调早期预防、早发现早治疗，争取最佳疗效，癌症患者手术后也要坚持治疗，预防癌症再次复发。

## 七、自己如何尽早发现肿瘤?

早发现、早诊断、早治疗是肿瘤治疗取得良好疗效的关键。早期癌症通常无典型的症状和体征，患者无自觉症状，定期体检是早发现的关键，35 岁以上的女性应每年做一次宫颈癌筛查，50 岁以上女性应每年做一次乳腺癌筛查；当患者出现身体异常时及时就医，如长期不愈的肿块与疼痛、异常出血、持续性消化不良、慢性声音嘶哑等，都是癌症早期的症状，多了解癌症早期的临床表现可以提高识别能力，有助于尽早发现癌症。

## 八、有哪些癌前病变需要引起我们注意?

根据 WHO 的定义，癌前病变指发展为恶性癌症的可能性超过 20%的各种病变。病理学角度上癌前病变属于一种非典型增生，可能发展为癌症，也可能治愈，故称为癌前病变。以下几种常见癌前病变需要我们注意：

**1. 皮肤和黏膜色素痣**　在手掌、脚底或肩部等易受摩擦部位的色素痣一旦短期内出现体积变大、颜色变深等异常状况需要及时就诊。

**2. 鼻咽或痰中带血**　鼻涕中出现少量血丝，并发耳鸣、头痛等都是鼻咽癌的信号，痰中带血可能是肺癌的早期表现。

**3. 经久不愈的溃疡和瘢痕组织**　特别是腿上的慢性溃疡，大面积烧伤或烫伤后的瘢痕，都存在癌变的可能性。

**4. 直肠、结肠息肉和萎缩性胃炎**　一旦发现直肠或结肠息肉应询问医师是否需要切除，萎缩性胃炎会产生非典型性化生，也就是癌前病变。

**5. 宫颈糜烂**　宫颈糜烂的上皮细胞易发生非典型增生，得不到及时治疗可能转化为宫颈癌。

**6. 乳腺增生** 家族中有乳腺癌患者的乳腺囊腺增生更应注意，定期体检，预防病灶恶化。

## 九、日常生活中怎样预防癌症？

美国国立癌症研究所与世界癌症研究基金会的专家对日常生活中预防癌症的建议如下：

**1.** 戒烟。

**2.** 主食以粗粮为主，多吃水果、蔬菜和豆类。

**3.** 牛、羊、猪肉摄入每日不超过80g，以鱼类与家禽类为肉类主要来源。

**4.** 限制脂肪摄入，限制食用腌制品及熏肉。

**5.** 不吃发霉食物。

**6.** 火焰上直接烧烤的肉类少吃，烤焦的食物不吃。

**7.** 身体指标正常情况下没有必要服用营养补充剂。

**8.** 建议不饮酒。

**9.** 避免体重过低或超重。

**10.** 食品中添加剂、农药残留应控制在安全量以内。

**11.** 若从事工作体力活动量较低，建议每日快走1小时，或每周至少有1小时较为剧烈的运动。

## 十、癌症有疫苗吗？

目前，人乳头瘤状病毒疫苗即宫颈癌疫苗已正式投入内地市场，可以算是内地第一支防癌症疫苗，接种该疫苗可有效预防第16、18型人乳头瘤状病毒感染，从而大大降低宫颈癌发病率。乙肝病毒感染与肝癌发生有相关性，接种乙肝疫苗可有效防止乙肝病毒感染，从而达到预防肝癌的效果。

## 十一、肿瘤标志物高于正常水平一定是癌症吗？

肿瘤标志物理论上是指某些肿瘤特有的糖蛋白类物质，因此作为肿瘤辅助诊断的重要方法。但某些良性炎症、溃疡、妊娠都可能会出现肿瘤标志物假阳性的情况，因此非高危人群肿瘤标志物阳性并不能确诊为癌症，还需根据医师意见进一步检查。

## 十二、癌症可以自愈吗？

的确有医学媒体报道过癌症自愈的相关新闻，医学专家认为如果是确诊无误的癌症，未经治疗出现各项指标恢复正常的情况是极少的，这种情况可能是人体自身免疫系统与癌细胞在对抗中占了优势，吞噬了剩余的癌细胞，出现自愈的情况。但异变细胞只有在免疫功能受损、免疫功能极低下时，才能逐渐发展为癌细胞，免疫功能突然恢复正常较为罕见，建议患者在确诊为癌症时积极治疗，切勿相信天花乱坠的保健品、奇效抗癌药品广告。

## 十三、绝食可以“饿死”癌细胞吗？

有部分不法“医托”经常会混迹于晚期癌症患者的病房，假借患者家属的身份骗取癌症患者和家属的信任，推销一些收费高、不科学的“神奇”抗癌治疗，其中就包括饥饿疗法，通过绝食“饿死”癌细胞，一些患者抱着抓住“最后的救命稻草”的想法，在身体本就衰弱的情况下，忍受饥饿与疼痛的煎熬，痛苦离世。

癌细胞真的会因为得不到营养供给就消失吗？答案是否定的。癌症是一种高代谢高分解状态的疾病，减少癌症患者的营养供给甚至绝食，人体在缺少营养供给的情况下首先会分解肌糖原和肝糖原，用于能量短期支持，癌细胞依然会通过血管吸收分解的养分和能量，最终长期禁食先饿死的只能是癌症患者。癌症患者应加强营养，绝食疗法是万万不可取的。

## 十四、中医抗癌有科学依据吗？

中医经过千百年的传承发展到今天是有一定科学依据的，目前中药治疗主要用于肿瘤患者的辅助治疗，帮助患者提高自身免疫能力和身体素质，中西医结合抗癌的疗效得到国内外学者的肯定。但在求助于中医时切勿病急乱投医，患者要分清中医与民间医术的区别，去正规医院就诊，以免延误病情或治疗不当加重病情。

**十五、癌症与肥胖相关吗?**

癌症与肥胖相关。美国一项大规模调查的结果提示：体重超出平均体重 40%的男性，患癌风险比正常体重的人增加 33%；女性增加 55%。与肥胖相关的癌症包括：结肠癌、胰腺癌、胆囊癌、乳腺癌等。肥胖者的高脂肪饮食刺激胆囊大量分泌胆汁，胆汁酸在肠道细菌的作用下进一步分解为二级胆酸，其中部分有致癌作用，可能增加消化系统癌症的发病率。此外，肥胖的妇女雌激素水平更高，可能增加卵巢癌、乳腺癌和子宫内膜癌等妇科癌症的发病。

**十六、癌症与心理相关吗?**

心理状态确实会影响躯体健康。心理学研究发现性格内向、易生闷气、情绪的不到宣泄的人，患癌症的概率更高。有可能是因为长期的抑郁状态降低了身体免疫力，让癌细胞有了可乘之机，可以说心理状态间接影响了癌症的患病率。

**十七、手术切除癌症病灶后就代表癌症痊愈了吗?**

将癌症病灶手术切除，伤口愈合后并不代表痊愈，因为癌细胞的复制增生能力极强，手术只能切除肉眼可见的病灶，若患者血中残留有一个癌细胞，免疫力在得不到恢复的情况下癌细胞卷土重来也是有可能的。所以患者需要理解手术后可能痊愈也可能只是削弱了癌组织的大面积生长。

**十八、抗癌治疗出院后需要注意什么?**

患者出院后除了要避免再接触危险因素，也要注意养成良好的生活习惯和饮食习惯，此外要特别注意定期复查。在抗癌治疗出院的最初一年内应每 2～3 个月返院复查，主要检查肿瘤残留情况和术后重要器官的恢复情况；一年后可以每 4～5 个月复查一次，观察肿瘤有无复发或转移的迹象，三年后可每 6 个月复查一次直至终生。

**十九、有哪些机构可以给癌症患者提供帮助?**

目前对需要帮助的癌症患者开放的具有公益性质的组织有中国癌症基金会、儿童癌症基金会等。需要帮助的晚期癌症患者可以全面了解“全国宁养医疗服务计划”，该计划由李嘉诚基金会支持，目前已在广东、贵州、哈尔滨、湖南、辽宁等地开设宁养院，宁养院有效地减轻贫困晚期癌症患者的苦痛并给予其心灵慰藉，使其获得尊严、提高生命质量、感受到人间的真情与关爱，安详及有尊严地走完人生旅程，被患者誉为“生命尽头宁静的港湾”。

**二十、癌症患者的姑息治疗是指什么?**

WHO 将姑息治疗定义为：那些对治愈性治疗无反应的患者完全主动的治疗和护理。控制疼痛及患者有关症状，并对心理、社会和精神问题予以重视。其目的是为患者和其家属赢得最好的生活质量。

对早、中期癌症患者，抗癌治疗与姑息治疗相结合，姑息治疗主要目的是减轻患者疼痛、缓解由抗癌治疗带来的不良反应；对晚期癌症患者，姑息治疗的意义是缓解症状，提高生活质量；对终末期癌症患者，姑息治疗为患者提供临终关怀与善终服务。

## 第二节　呼吸系统常见肿瘤

### 一、鼻咽癌

**1. 鼻咽癌有哪些危险因素?**

我国鼻咽癌的死亡率远高于世界平均水平，其中华南五省（自治区）[广东、广西、湖南、福建和江西省（自治区）]鼻咽癌发病率在全国最高。目前已知的危险因素有：

（1）行为生活习惯：流行病学调查显示，鼻咽癌的分布具有明显的地域性、家族聚集性和种族易感性，相同地域人群的饮食因素、居住环境和生活习惯受当地习俗影响，对鼻咽癌发生和进展的影响机制有待进一步研究。

（2）人类疱疹病毒（EB 病毒）感染：EB 病毒感染与最常见的非角化性鼻咽癌有密切关系，绝大多数非角化性鼻咽癌患者血清 EB 病毒抗体水平升高。

（3）环境因素：据研究报道，长期暴露在木屑、棉花灰尘、腐蚀剂和酸性物质下患鼻咽癌的风险增加，长期暴露在甲醛气体或接触镍金属的工作也更易发生鼻咽癌，吸烟是鼻咽癌的中等危险因素，长期暴露在二手烟下的妇女儿童鼻咽癌发病率也显著增加。

（4）饮食因素：腌制品、熏蒸食品、咸鱼等食品在烹饪过程中会释放出大量亚硝胺附着于鼻黏膜，可能会诱发鼻咽癌的发生；另外，饮食中缺乏维生素 A、饮酒和食用槟榔都可促使鼻咽癌发生。值得注意的是，食用新鲜水果、蔬菜是鼻咽癌的保护因素，可以预防鼻咽癌的发生。

（5）遗传因素：家族肿瘤 50%～70%为鼻咽癌，部分家族鼻咽癌发病率高是有鼻咽癌易感基因，易感基因的存在会明显增加鼻咽癌的发病风险。

**2. 鼻咽癌的早期症状有哪些？**

鼻咽癌的早期多无明显症状，多数患者于中晚期无意间发现颈部无痛性淋巴结肿大而就诊；常伴有晨起回缩性血涕，即回吸鼻腔后从口腔突出带血丝的涕液；局部症状包括：鼻塞，耳鸣，听力下降等，肿瘤侵犯视神经、面神经时会出现复视，面瘫等对应症状。

## 二、肺癌

**1. 吸烟是肺癌唯一的危险因素吗？**

吸烟是已经公认的肺癌发生的最重要危险因素，90%肺癌患者发病与吸烟有关，烟草中 60 余种可疑致癌物可以导致鳞癌、小细胞癌和腺癌，被动吸烟即二手烟也会增加肺癌的危险，但吸烟不是肺癌唯一的危险因素，其他可以增加肺癌发病率的因素包括：

空气污染：汽车尾气、工业废气和矿物燃烧等产生的气体和粉尘颗粒很多都是致癌物质，此外可致癌的室内空气污染源还包括室内燃煤气体、非精炼蔬菜油高温烹饪的油烟、家具装饰材料散发在空气中的氡等。

慢性肺病：肺结核、尘肺、矽肺和慢性阻塞性肺疾病患者的肺癌发病率高于正常人。

职业接触：由于职业因素需要长期接触煤焦、煤油、石棉、二氧化硅等物质的人肺癌发病率高于正常职业者，此外铀和镭等放射性物质也增加罹患肺癌的风险。

饮食因素：较少食用含 β-胡萝卜素的水果蔬菜的人肺癌风险增加，流行病学研究提示：多食用含 β-胡萝卜素的绿色、黄色和橘黄色水果和蔬菜，可以有效减少患肺癌的危险，特别是对于吸烟或有吸烟史的人更有效。

遗传因素：对多个肺癌高危家族数据分析发现，在他们的染色体上存在肺癌易感基因，可能影响个体暴露于危险因素下的肺癌易感性。

**2. 如何有效预防肺癌？**

约 5%的肺癌患者无明显症状和体征，仅在胸部 X 线检查时发现，目前尚无有效的筛查手段，因此预防肺癌的发生至关重要。肺癌的预防可以从以下几方面进行：

禁烟和控制吸烟：吸烟者在戒烟后肺癌的死亡率及复发率显著下降。

避免职业暴露或环境污染：职业暴露在致癌物下的劳动者应加强自我防护，工作单位应想办法减少职业场所致癌物与工人的接触；室内应注意通风，选择合适的烹饪用油，并安装抽油烟机。

养成良好生活习惯：多吃新鲜水果蔬菜；加强身体锻炼；积极预防和治疗慢性肺病等。

# 第三节　神经系统常见肿瘤——脑胶质瘤

## 一、什么是脑胶质瘤？

脑胶质瘤系发生于脑部的最常见的一类肿瘤。依其细胞构成不同又可分为星形母细胞瘤、星形细胞瘤、多形性胶质母细胞瘤、少突胶质细胞瘤、神经母细胞瘤、室管膜母细胞瘤、室管膜细胞瘤等。此类肿瘤生长部位、恶性程度不同。

### 二、脑胶质瘤有哪些表现?

脑胶质瘤主要表现为颅内压增高症状及相应脑组织的压迫症状，如头痛、呕吐、视物障碍、感觉障碍、偏瘫、语言障碍、共济失调等。

## 第四节　消化系统常见肿瘤

### 一、口腔癌

**1.** 什么是口腔癌?

口腔癌是发生在口腔不同部位的恶性肿瘤，可发生于舌、牙龈、颊、下唇、口底及腭部，好发于中老年男性。

**2.** 口腔癌的危险因素有哪些?

口腔癌的发病机制不详，目前可以确定的危险因素包括：吸烟、酗酒、嚼食槟榔等不良嗜好；口腔慢性刺激（口腔卫生差，牙齿缺失对牙床的长期磨损，牙结石，劣质义齿刺激等）；癌前病变（高出黏膜面的口腔白斑，无痛性黏膜红斑，超过 3 个月未愈合的口腔慢性溃疡，乳头状瘤）。

**3.** 如何预防口腔癌?

（1）注意口腔卫生：每日至少早晚刷牙两次，发现残根、残冠时及时拔除，磨改锐利的牙尖或义齿的锐利边缘，以免刺激口腔黏膜，避免不良刺激。

（2）杜绝不良嗜好：建议已吸烟者戒烟；戒不掉者应逐步减少吸烟量。不饮酒或少饮酒，酗酒者需戒酒。不吃槟榔，不吃过烫和刺激性强的食物。

（3）尽早处理癌前病变：了解口腔癌的癌前病变，通过自我检查，发现有下列异常情况者应立即就医：口腔内溃疡两周以上未愈合，口腔黏膜有白色、红色和发暗的斑，口腔不明原因反复出血，口腔颌面部、咽部和颈部有不明原因的麻木与疼痛等。通过早发现、早诊断、早治疗及时发现癌前病变可有效预防癌前病变恶化，降低罹患口腔癌的风险。

### 二、食管癌

**1.** 食管癌有哪些病因与危险因素?

（1）致癌性亚硝胺及其前体物：亚硝胺化合物是一种很强的化学致癌物，可由自然界中的细菌和真菌合成，也可在人体口腔、肠道、膀胱等器官由其前体物合成。亚硝胺的前体物包括：硝酸盐、亚硝酸盐和二级胺。研究提示：部分亚硝胺化合物可特异性诱发食管癌，食管癌高发区 95%的居民胃液中含有亚硝胺化合物。

（2）不良生活习惯

1）食用霉变食物：白地霉、黑曲霉等多种导致粮食霉变的霉菌都会增加食管癌的发病率。

2）吸烟与饮酒：欧美学者通过研究认为吸烟与饮酒是食管癌发生的主要危险因素，烟雾中的致癌物可溶于乙醇，故吸烟同时喝酒的人会增加患食管癌的可能性。

3）槟榔与“那斯”：有咀嚼槟榔习惯的人如印度、马来西亚、菲律宾等地居民食管癌发病年龄较早，发病率较高。“那斯”是由烟末、石灰和少量植物油制成的咀嚼物，我国新疆哈萨克族、伊朗东北部人等有咀嚼该物的喜好，这些地区居民口腔癌和食管癌的发病率均较高。

4）热食与热饮：多项研究都表明热损伤不但会引起食管黏膜炎症甚至坏死，也会促进亚硝胺的致癌作用。

5）酸菜与鱼露：酸菜和鱼露中含有亚硝胺及其前体物，另外酸菜中常有霉菌污染，长期食用易诱发食管上皮增生和癌变。

（3）营养因素

1）维生素缺乏：维生素 A 和维生素 C 缺乏可能增加罹患食管癌的可能性。

2）微量元素缺乏：硒、钼和锌的缺乏可能是食管肿瘤危险性增加的原因。

3）蔬菜水果：国内外大量研究表明，新鲜的蔬菜和水果是食管癌的保护性因素。

4）肥胖：男性和女性的食管癌死亡率都随着体质指数的增加而上升，表明肥胖会增加食管癌的风险。

（4）食管疾病与癌前病变：食管癌的发生必先经过食管上皮不典型性增生的癌前病变阶段，有癌变风险的食管疾病包括：慢性食管炎、胃食管反流病、Barrett 食管、食管弛缓症、食管灼伤、食管乳头状瘤、平滑肌瘤和息肉瘤等良性肿瘤，患以上疾病的患者即为食管癌的高危人群，其中慢性食管炎是食管癌的主要癌前疾病。

（5）遗传因素：对我国某地食管癌高发区调查发现，23%～60%的食管癌患者家族史阳性，提示遗传因素对食管癌的发病也起到部分作用。

**2.** 如何预防食管癌?

（1）防止食物霉变：随着人们生活水平逐渐提高，冰箱开始在城乡普及，食用霉变食物中毒的现象减少，采取合适的方式防止食物霉变，一旦发现食物霉变，即使肉眼看不到霉变的部位也不能食用，应立即丢弃。

（2）科学营养饮食：食管癌高发于发展中国家的贫困地区和营养不良的人群，科学家认为食用新鲜多样化食材可以有效预防食管癌的发生。

（3）改变不良生活习惯：戒除烟酒、槟榔、那斯，不吃霉变食物，少吃酸菜、鱼露、腌制及烟熏食品，避免饮食过热、过快，改善饮食营养结构是每个人都可以自己控制的预防食管癌措施之一。

（4）积极治疗食管癌相关的癌前疾病：一旦发现上述食管相关疾病应及时就医，积极配合医生的治疗，将食管癌扼杀在萌芽中。

**3.** 如何尽早发现食管癌?

早期食管癌症状没有特异性，患者常自觉“与进食相关的胸骨后异常感”，糜烂型食管癌常有轻度吞咽疼痛、食物通过缓慢等症状，这些症状时常得不到患者的关注，反复发作，可持续数月甚至数年，出现类似症状应及时就医。

食管癌高危人群应参加食管癌普查或定期体检，目前常用的食管癌筛查包括：食管 X 线钡餐造影检查、食管 CT 扫描、食管脱落细胞学检查、肿瘤标志物检查等，患者需要根据自身情况咨询医师。

## 三、胃癌

**1.** 有哪些不良习惯与胃癌相关?

（1）高盐饮食：高盐饮食会破坏胃黏液屏障，延长胃排空时间，从而使致癌物渗透入胃黏膜量增多，饮食过咸是促进正常细胞癌变增殖的促癌因素。

（2）特殊发酵制品：某些特殊发酵制品如鱼露、虾酱、酸菜、咸菜等含有大量亚硝基化合物，这些食品摄入过多是胃癌发生的重要危险因素。

（3）饮食油腻：肉类食品应尽量避免油炸、烟熏、油煎等烹饪方式，清淡饮食可减少烹饪过程中接触的致癌物质。

（4）不新鲜食物：食物摄取应以新鲜、无公害为主，新鲜的水果蔬菜摄入可增加维生素 A 与维生素 C 的摄入，有效阻断亚硝基前体物生成致癌物的过程。霉变食物坚决不吃。

（5）饮食不规律：按餐进食，避免暴饮暴食，进食细嚼慢咽，少吃过硬的食物，减少胃黏膜磨损，过热的食物也会损伤胃黏膜。

（6）吸烟与饮酒：大量研究表明，吸烟会增加胃癌的发病率，烟草可直接加速胃癌的癌前病变向胃癌转化；乙醇几乎与所有的消化道肿瘤相关，酗酒者多伴有慢性胃炎，慢性胃炎则是较常见的胃癌的癌前病变。

**2.** 幽门螺杆菌感染与胃癌的关系是肯定的吗?

科学家已证实幽门螺杆菌感染是胃癌的重要生物性致病因素,幽门螺杆菌可导致的疾病有慢性胃炎、消化道溃疡、淋巴增生性胃淋巴瘤等。幽门螺杆菌具有普遍人群易感性,部分地区可高达90%以上的人群都感染或曾被感染,专家建议应进行全民普查,早发现、早治疗原发病是胃癌的重要预防方法。

**3.** 胃癌的高危人群有哪些?

WHO认为胃溃疡、胃息肉、残胃、慢性萎缩性胃炎、胃黏膜异型增生及肠上皮化生等癌前慢性疾病和癌前病变是胃癌的癌前状态,40岁以上有上述疾病的患者皆为胃癌的高危人群;特别是胃切除、胃肠吻合术后15年以上的残胃患者,应定期做相关检查,及早发现异变。

## 四、肝癌

**1.** 肝癌的预后如何?

肝癌是威胁我国居民健康的前三位恶性肿瘤之一,也是预后最差的恶性肿瘤之一。通过外科手术切除后的肝癌患者5年复发率为60%～70%,多由癌症转移引起,肝癌可以通过血行转移、淋巴转移和直接侵犯临近组织,预防肝癌的复发和转移是延长肝癌生存期的重要措施。

**2.** 已确定的肝癌危险因素与保护因素有哪些?

(1)危险因素

1)病毒感染:目前可以确定与肝癌发生相关的病毒主要有乙肝病毒和丙肝病毒,乙肝疫苗也被认为是可以预防肝癌的疫苗。

2)化学致癌物:黄曲霉素与亚硝胺类化合物是与肝癌高发病率相关的常见食品污染物,防止玉米、花生等谷物发霉,减少污染食物摄入可有效减少肝癌致病因素的暴露量。

3)遗传因素:研究发现肝癌具有家族聚集性,表明肝癌是受遗传和环境多重因素影响的多因子疾病。

4)饮酒:丙肝携带者若同时感染乙肝且存在过量饮酒,患肝癌的风险则大大增加,长期酗酒可导致的肝脏疾病会促进肝肿瘤发生,进一步增加肝癌的患病风险。

(2)保护因素:部分食物对肝癌的发生有保护作用,包括绿茶、咖啡、硒元素、蔬菜和水果等,特别是蔬菜中的西蓝花对多种肿瘤细胞株都具有良好的抗癌作用,健康的饮食习惯和生活习惯对预防肝癌有很好的效果。

**3.** 肝癌的常见症状有哪些?

肝癌发生早期,瘤体尚未形成或仍较小,患者多无典型的症状或体征,多为血清甲胎蛋白普查发现,部分患者可自觉腹胀、腹痛、乏力、食欲缺乏等症状,对有肝脏原发疾病或有危险因素接触史的患者出现上述症状应及时就医。肝癌的典型症状包括:肝区疼痛、发热、消化道症状、进行性消瘦等,肝区疼痛多为首发症状,出现典型症状的患者病情往往已进行到中晚期,此时病情进展迅速,3～6个月即可出现黄疸、上消化道出血、肝肾衰竭等症状。

**4.** 晚期肝癌的护理应特别注意哪些方面?

晚期肝癌患者常伴有疼痛,消除患者疼痛、减轻患者痛苦是医务人员与家属的目标。随着医学发展,晚期癌症患者的临终关怀已越来越得到医务工作者的重视,提高患者的生存质量,尽量预防和减轻疼痛是癌症晚期患者护理的主要目的。

家属与医务人员在护理晚期肝癌患者的过程中,除日常的生活护理外还应特别注意患者的心理护理,癌症患者的心理变化主要有一开始的否认期、愤怒期,到协议期、抑郁期,到最后的接受期,家属与护理人员应理解患者的情绪变化,给患者情感上的陪伴和支持,让患者安详渡过临终期,护理人员还应注意临终期癌症患者家属的情绪护理,给予适当的心理支持。

## 五、胆囊癌

**1.** 胆囊癌的早期症状与常见症状?

胆囊癌是一类原发于胆囊的恶性肿瘤，以腺癌最为常见。胆囊癌的早期症状不明显，易早期转移，对化疗不敏感，因此一经发现多为中晚期胆囊癌，其治疗效果和预后通常较差。

胆囊癌的早期症状不典型，多表现为右上腹痛向右肩放射，常伴食欲缺乏、乏力、恶心、腹胀等症状，其临床表现与慢性胆囊炎和胆石症相似，40 岁以上伴上述疾病的女性患者若从阵发性右上腹痛转变为持续性疼痛、伴有局部可触及胆囊肿块、消瘦、进行性黄疸等症状应高度怀疑胆囊癌。

**2.** 胆囊癌患者的饮食应注意什么?

胆囊癌患者的胆汁排泄不畅，其消化功能大大降低，且易发生便秘，更需注意饮食的营养和可消化性。

由于胆囊癌患者对脂肪的消化能力下降，患者的饮食以清淡易消化为主，多食新鲜的水果和蔬菜，如绿豆、荞麦、苦瓜、百合、葱白等蔬菜可以增加抵抗力；杨梅、山药、萝卜、薏米等果蔬可以增加患者的食欲；另外可食用一些高纤维素蔬菜，预防便秘。

胆囊癌患者应注意的饮食禁忌包括：戒烟酒，戒刺激性强的食物；戒油炸、烟熏、霉变食物；戒食动物脂肪和坚硬不易消化食物；忌暴饮暴食等。

## 六、胰腺癌

**1. 胰腺癌的发病特点是什么?**

胰腺癌是恶性度很高的癌症，研究表明，胰腺癌患者的 1 年生存率不到 30%，几乎全部患者在手术后的 7 年内死亡。胰腺癌的发病特点主要有：

（1）30 岁以下的患者较为罕见，70～80 岁为胰腺癌的发病高峰期。

（2）胰腺癌还没有有效的筛查方法，治疗效果不理想，发病率几乎等于死亡率。

（3）40%～80%的胰腺癌患者发病时即伴有疼痛，疾病发展过程中几乎所有患者均发生疼痛，在普通止痛药和强效止痛药如吗啡等不能控制患者的疼痛时，可采取神经阻滞法。

**2. 胰腺癌的危险因素有哪些?**

（1）职业暴露：研究证实目前与胰腺癌相关的职业包括：化工、石油及其加工业，金属加工业，印刷和纸张加工业，运输和物流业，纺织业，玻璃加工业等，从事这些行业的工人往往长期接触化工原料、类金属、有机溶剂和粉尘等致癌物质，可增加胰腺癌的患病风险。

（2）吸烟与饮酒：吸烟者的胰腺癌发病率比从不吸烟者高 70%；大量饮酒者罹患胰腺癌的风险同样显著升高。

（3）营养与肥胖：高脂肪、高蛋白质的饮食可显著增加患胰腺癌的风险，另外果蔬中的大量维生素和其他抗氧化物质是胰腺癌的保护性因素。

（4）疾病因素：急、慢性胰腺炎本是一类良性疾病，但患病 10 年后则胰腺癌的发病率显著上升。

**3. 胰腺癌的高危人群有哪些?**

（1）慢性胰腺炎：特别需要主要注意慢性家族性胰腺炎和慢性钙化性胰腺炎。

（2）糖尿病：短时间内形成胰岛素抵抗的突发糖尿病可能是早期胰腺癌的伴发症状。

（3）肿瘤家族史：特别是胰腺癌家族史。

（4）短期内原因不明的上腹或腰背疼痛。

（5）长期吸烟和酗酒。

（6）胰腺良性肿瘤：包括胰腺囊肿、导管内乳头状黏液瘤等。

## 七、直肠癌

**1. 直肠癌的高危因素有哪些?**

（1）饮食因素：研究发现直肠癌发病率与饮食结构的关系密不可分，高脂、高蛋白、低纤维饮食结构的人群患直肠癌的可能性明显升高，可能与高脂饮食刺激胆汁分泌，胆酸的二级代谢产物会导致细胞损伤并使其逐步演化成癌；油炸食品在烹饪过程中肉类会在高温作用下分解产生致癌物；喜食腌制品的饮食习惯也会增加致癌物质的摄入，增加直肠癌的发病率。

（2）生活习惯：多项研究结果表明，高水平的体力活动可以降低直肠癌的发病率，长期久坐的人直肠癌发病率较高；吸烟也是直肠癌的危险因素，每天吸一包烟与不吸烟的人相比，患直肠癌的危险增加 50%；有关乙醇与直肠癌的研究提示，喜饮啤酒的男性直肠癌发病率显著升高。

（3）遗传因素：有 1/5～1/3 的直肠癌与遗传相关，目前最常见的两种遗传性直肠癌为：遗传性非息肉性大肠癌综合征和家族性腺瘤性息肉病，二者都与基因突变相关。值得一提的是，患家族性腺瘤性息肉病的患者，若不接受治疗，在 40 岁左右时会有 80%都发生癌变，患大肠息肉的患者直肠癌发病率远远高于非息肉患者。

（4）疾病因素：与直肠癌发生相关的肠道疾病包括肠息肉史、慢性腹泻、慢性便秘、黏液血便，此外阑尾炎手术史和精神刺激史也与直肠癌的发病相关。

**2. 怎样预防直肠癌？**

（1）饮食习惯调整：增加水果蔬菜和膳食纤维的摄入，合理饮食，少吃煎烤后的红肉，有助于预防直肠癌的发生；适当摄入叶酸和维生素 A、维生素 C、维生素 E 等，减少总能量摄入也可以有效降低直肠癌的发生率。

（2）生活习惯养成：体力活动过少不利于粪便排出，是直肠癌的危险因素，控制体重并规律运动是久坐族预防大肠癌的有效方法；此外，戒烟可以降低直肠腺瘤的发病率，减少癌前病变，减少乙醇的摄入也有利于预防直肠癌。

（3）积极治疗癌前病变：通过普查与随访积极治疗癌前病变，可降低直肠癌的发病率和死亡率，尤其对于有结肠多发息肉家族史的患者，可通过遗传学检查筛选高危人群并进行直肠镜检查，可预测癌症风险，是预防直肠癌的重要措施。

（4）高危人群筛查：直肠癌发病的潜伏期可长达 10 年左右，为高危人群尽早发现癌前病变提供了有利条件，40 岁以上人群，有一项以下情况者建议做纤维肠镜检查：①免疫法粪便隐血试验阳性；②一级亲属是直肠癌患者；③本人有息肉史或癌症病史；④合并两项及以上下列症状：慢性腹泻、慢性便秘、黏液血便、慢性阑尾炎、离婚或近亲死亡等重大生活不良事件等。

**3. 常用的直肠癌筛查方法有哪些？**

常用的直肠癌筛查方法包括：直肠指诊检查、大便隐血试验、乙状结肠镜和纤维结肠镜检查、大肠 CT 仿真结肠镜检查等，具体请咨询专业医师。

## 第五节 泌尿系统常见肿瘤

### 一、肾癌（肾细胞癌）

**1. 什么是肾癌？**

肾癌是起源于肾实质泌尿小管上皮系统的恶性肿瘤，学术名词全称为肾细胞癌，简称为肾癌。肾癌的病因未明，但已明确的与肾癌发病相关因素有遗传、吸烟、肥胖、高血压及抗高血压治疗等因素。

**2. 如何预防肾癌？**

（1）戒烟、戒酒，避免放射线侵害，避免滥用激素。对长期接触金属的工人、报业印刷工人、焦炭工人、干洗业和石油化工产品工作者应加强防护。

（2）养成良好的卫生习惯，不食用霉变腐烂腌制食品，减少高糖、高脂肪食物的摄入。宜用清淡饮食，适当进食鱼、鸡蛋及少量动物瘦肉。

（3）肥胖、糖尿病及患有原发肾病等高危患者应提高警惕，定期复查。

（4）加强体育锻炼，增强抗病能力。

## 二、膀胱癌

**1. 膀胱癌的危险因素有哪些?**

膀胱癌是我国排名第 8 位的常见恶性肿瘤，以尿路上皮癌最多见。膀胱癌的危险因素主要有以下几方面。

（1）吸烟：吸烟人群患膀胱癌的风险高于非吸烟人群，值得注意的是，每日吸烟量较少吸烟年限较长的人群患病率大于吸烟量较大但吸烟年限较短的人群，开始吸烟的年龄越早，患膀胱癌的危险度越高。此外，被动吸烟也会增加女性的膀胱癌发病率。

（2）液体摄入：增加液体摄入可以稀释尿液中的代谢物，使排泄频率增加，减少致癌物对膀胱上皮细胞的损害。有研究认为，苏打水、咖啡和酒是膀胱癌的危险因素，矿泉水、脱脂奶和酸奶是膀胱癌的保护性因素。

（3）膳食因素：脂肪、胆固醇和油炸食品的大量摄入会增加罹患膀胱癌的危险性，多食新鲜的水果蔬菜对膀胱有保护作用。

（4）职业暴露：工作中经常接触染料、橡胶和皮革等芳香胺类物质的工人，膀胱癌患病率显著增加；研究发现，钢铁铸造工人、煤焦油蒸馏工人、油漆工人、柴油机卡车司机和染发师等职业，经常接触多环芳烃、染发剂等致癌物，患膀胱癌的可能性大大高于其他职业。

（5）药物因素：非那西汀、环磷酰胺等药物与膀胱癌的发生也有明确关系。

（6）感染与结石：慢性泌尿系统感染与膀胱结石也是膀胱癌发生的危险因素。

（7）遗传因素：膀胱癌的发病有家族遗传倾向，膀胱癌患者发病越年轻，其直系亲属患病的危险性越大。

**2. 膀胱癌的常见症状有哪些?**

（1）肉眼血尿：全程无痛性肉眼血尿是膀胱癌最常见的症状，也可表现为初始血尿或终末血尿。

（2）排尿困难：肿瘤较大、肿瘤或血块堵塞膀胱颈时，患者出现排尿困难，甚至发生尿潴留。

（3）膀胱刺激征：尿频、尿急、尿痛。

（4）肿瘤转移相关症状：晚期膀胱癌出现肿瘤转移时，可出现腹痛、下肢水肿和体重下降等症状。

# 第六节　免疫系统常见肿瘤——淋巴癌

## 一、如何尽早发现淋巴癌?

淋巴癌是原发于淋巴结或其他淋巴组织的恶性肿瘤，起病隐匿且早期症状不典型，极易被患者忽略而错过最佳治疗时机。

淋巴癌早期症状与感冒类似，包括夜间发冷、体重下降、无食欲、体力减退、头痛等，患者多因自觉上身淋巴结无痛性肿大而就诊，近 60%患者初期为颈部单一淋巴结无痛性肿大，随后发展为颈部多个淋巴结肿大，最后腋窝、腹股沟等全身淋巴结肿大。淋巴结无痛性肿大伴上述症状者建议尽快去医院检查。

## 二、如何预防淋巴癌?

（1）饮食与休息：养成良好的饮食习惯，少吃油腻、辛辣、腌制食品，发霉变质或过期的食物坚决不吃；生活中注意劳逸结合，避免过度劳累，养成良好的对抗压力心态。

（2）生活习惯：适度娱乐，尽量避免熬夜；戒烟，饮酒适度，可降低多种癌症发生的可能；养成规律锻炼的习惯，增强体质；注意气候变化，预防病毒感染。

（3）积极治疗相关疾病：与淋巴癌相关的慢性疾病包括慢性淋巴炎、自身免疫病等；对日常生活中的浅表性损伤，要注意皮肤清洁。

## 第七节　内分泌系统常见肿瘤——甲状腺癌

### 一、甲状腺癌的预后怎么样?

总的来说甲状腺癌的预后较好，部分出现淋巴结转移的患者也可生存 10 年以上，决定甲状腺癌预后的主要因素是癌症的病理分型，分化良好的甲状腺癌患者 95%以上可以长期存活，如乳头状甲状腺癌；未分化的甲状腺癌预后最差，患者的生存期往往不超过半年。另外，肿瘤的体积越大，浸润范围越广，预后也越差。

### 二、甲状腺癌的危险因素有哪些?

**1. 缺碘**　碘元素与甲状腺的多项基础疾病相关，碘元素缺乏可能会增加患甲状腺癌的风险。

**2. 电离辐射**　头颈面部的辐射损伤是甲状腺癌的重要危险因素。

**3. 基因及遗传因素**　研究显示，部分甲状腺髓样癌是常染色体显性遗传病，有明显的家族史；甲状腺癌的发生可能与原癌基因的表达过度、缺失或损伤有关。

## 第八节　生殖系统常见肿瘤

### 一、乳腺癌

#### 1. 如何综合预防乳腺癌的发生?

乳腺癌是女性常见恶性肿瘤，乳腺癌的综合预防关键在于提高人群的防癌意识、注重筛查、早期诊断及规范治疗等。乳腺癌的病因尚未明确，目前能确定的与乳腺癌发生相关的因素包括激素因素、生活习惯因素、生育因素和遗传因素，为乳腺癌的预防提供了线索。

提高防癌意识，开展乳腺癌相关知识的宣传活动，可以提高群众的健康相关知识水平，让更多人注重自己的健康问题。

注重自我保健，养成良好的生活习惯和饮食习惯对乳腺癌的预防也很重要。有研究表明：高脂肪、低纤维饮食，体脂指数较高，超重的女性患乳腺癌的可能性显著增高；吸烟和（或）饮酒的女性罹患乳腺癌的风险也显著增高；注重心理健康，及时调整不良情绪，不生闷气，培养良好生活心态。

早发现、早诊断、早治疗是乳腺癌治愈率与保乳率的决定因素。我国目前较常用的乳腺癌筛查方法有：临床检查、超声检查和钼靶 X 线检查，具体检查方案请咨询医师。

#### 2. 遗传因素与激素因素如何影响乳腺癌的发生?

（1）遗传因素与乳腺癌：乳腺癌是明确与遗传因素相关性较强的恶性肿瘤之一。乳腺癌的遗传因素包括乳腺癌家族史、乳腺良性疾病史和遗传易感性等。乳腺癌患者的直系亲属患乳腺癌的风险比其他人高 1 倍，若家族中有两个乳腺癌患者，则家属的乳腺癌风险比其他人高 5 倍。乳腺癌患者越年轻，则亲属的危险越大。

（2）激素因素与乳腺癌：雌激素与乳腺癌的发生有密切关系。有研究表明，女性初潮年龄越小，患乳腺癌风险越大；此外，生育史也可以影响乳腺癌的发病概率，初产年龄超过 35 岁的妇女患乳腺癌风险是初产年龄小于 20 岁的人群的 3 倍。

### 二、子宫肌瘤

#### 1. 子宫肌瘤的发病与哪些因素相关?

子宫肌瘤是女性生殖系统最常见的良性肿瘤，子宫肌瘤的病因与许多其他肿瘤一样仍未明确，但可以肯定的是子宫肌瘤是一种激素依赖性肿瘤，它的发生与雌激素、生长激素、人胎盘催乳素等激素相关，因此子宫肌瘤多常见于育龄、丧偶及性生活不协调妇女。

#### 2. 子宫肌瘤需要切除子宫吗?

早期子宫肌瘤发现的根治方法通常是切除子宫，随着医学的发展与进步、治疗手段的进步，现临床对于 40 岁以下、想保留生育能力的妇女，看情况可行肌瘤剔除术从而保留子宫。但若子宫肌瘤多发或位置较为危险，医师可能会建议患者行子宫切除术。对于肌瘤剔除术的子宫保留治疗也存在术中大出血需切除子宫、肌瘤术后复发、肌瘤术后癌变的风险，有些女性患者有“切除子宫就会变得男性化”的想法，实际上是不科学的，产生激素、维持女性特征的器官是卵巢而不是子宫，在做决定时还需以生命为重。

**3. 怀孕时检查发现患子宫肌瘤怎么办?**

妊娠合并子宫肌瘤的情况要综合考虑瘤体大小、妊娠月份和临床表现来处理。一般妊娠初期发现较小的子宫肌瘤可不予处理，避免流产，若肌瘤较大，则可能影响胎儿的生长，患者若同意人工流产，可以在人工流产的同时行子宫肌瘤剔除术；妊娠中期发现的子宫肌瘤，一般不威胁到母子生命安全，建议保守治疗观察，出现危急情况，迫不得已才会行肌瘤剔除术；妊娠晚期的无症状子宫肌瘤一般不处理，但会建议生产时选择剖宫产，避免生产过程中出现由于子宫收缩不良导致的危急情况，同时可以行肌瘤剔除术，请根据具体病情咨询医师。

**4. 子宫肌瘤术后需要注意什么?**

（1）避孕：子宫肌瘤术后需要严格避孕，避孕持续时间与肌瘤单发或多发、肌瘤大小、肌瘤深度相关，此外，子宫修复完成后会形成瘢痕，再次妊娠有子宫破裂的风险，请根据具体病情咨询医师意见。

（2）随访：子宫肌瘤的术后复发率可高达 20%～30%，患者术后需根据医师意见定期返院查体，尽早发现是否复发，早期干预治疗。

## 三、宫颈癌

**1. 宫颈癌与哪些微生物的感染有关?**

（1）人乳头状瘤病毒（HPV）：研究发现宫颈癌患者的 HPV 感染率高达 99.7%，HPV 感染是宫颈癌发病的必要致病因素，目前在国内上市的 HPV 疫苗是第一个癌症疫苗，其不良事件发生率尚无法统计。

（2）其他：Ⅱ型单纯疱疹病毒、人巨细胞病毒、艾滋病病毒、沙眼衣原体、淋病奈瑟菌、梅毒螺旋体、EB 病毒等均可协同 HPV，促进宫颈癌的发生和发展。

**2. 需要做宫颈癌筛查的高危人群有哪些?**

（1）多个性伴侣的女性，或其男性伴侣有多个性伙伴。

（2）性生活开始过早的女性。

（3）男性性伴侣有宫颈癌患者的性伙伴。

（4）有 HPV 感染史、单纯疱疹病毒感染的女性。

（5）HIV 感染的女性。

（6）有其他性传播疾病的女性。

（7）接受免疫抑制治疗的女性。

（8）吸烟的女性。

## 四、葡萄胎

**1. 什么是葡萄胎?**

葡萄胎是指妊娠后胎盘绒毛滋养细胞增生，间质高度水肿，形成大小不一的水疱，水疱间相连成串，形如葡萄。葡萄胎分为良性葡萄胎和恶性葡萄胎。良性葡萄胎患者早期会出现阴道流血的临床症状，患者有恶心、呕吐、水肿、高血压、蛋白尿等妊娠中毒表现。而恶性葡萄胎会出现闭经、阴道流血、子宫增大、腹痛、妊娠中毒症状，以及无胎儿可及、卵巢黄素化囊肿等症状。相对来说恶性葡萄胎的临床症状严重得多；良性葡萄胎一般不侵入子宫肌层，也不发生转移。而恶性葡萄胎已经侵入子宫肌层深部或在其他部位发生转移。恶性葡萄胎的绒毛脱落后会随血循环转移至身体其他部位，破坏组织，形成大小不等的血肿；良性葡萄胎和恶性葡萄胎都需要进行清宫手术进行治疗。

恶性葡萄胎如果比较严重，可能需要切除子宫，良性葡萄胎一般是可以保留子宫的。

**2. 恶性葡萄胎术后如何进行随访？**

恶性葡萄胎的随访在停止治疗一年内每月至少一次，一年后每三个月一次，三年后每年一次，至少随访 5 年。复发病例再治愈者需终身随访。随访内容包括月经、婚育情况，血 hCG（人绒毛膜促性腺激素）、盆腔超声、胸片等的检查。

## 五、子宫内膜癌（子宫体癌）

**1. 子宫内膜癌的发生与激素相关吗？**

子宫内膜癌的发生主要与内源性激素与外源性激素的过多刺激相关。

内源性激素分泌失调：如由卵巢不排卵导致的不孕、黄体酮不足、多囊卵巢综合征等，子宫内膜则长期受到雌激素的刺激，月经周期异常，患子宫内膜癌的概率显著升高；此外由于肝功能损伤、雌激素转化障碍等都可以导致内源性激素增多，增加罹患子宫内膜癌的危险。

常见的外源性激素刺激包括雌激素替代疗法、口服避孕药和激素类宫内节育器等。雌激素替代疗法可能伴随子宫内膜癌危险性增加，此外，口服避孕药和放置激素类宫内节育器的女性患子宫内膜癌危险性则比其他女性显著下降。

**2. 子宫内膜癌的发生与代谢性疾病相关吗？**

代谢性异常肥胖、高血压、糖尿病被称为子宫内膜癌三联征。肥胖与子宫内膜癌高发病率相关可能与雌激素水平和胰岛素抵抗相关；研究提示，糖尿病妇女子宫内膜癌的发病率是非糖尿病妇女的三倍；部分学者认为高血压对子宫内膜癌的发生有协同作用。

## 六、卵巢癌

**1. 卵巢癌有何危害？**

卵巢癌是女性生殖系统排名第二的恶性肿瘤，但其死亡率却排在第一位，早期卵巢癌的 5 年生存率为 60%～90%，但三期和四期卵巢癌患者 5 年生存率仅为 15%～35%，早诊断、早治疗是提高卵巢癌患者生存率的根本手段，但卵巢癌早期症状不明显，无有效的筛查手段，超过七成的患者在就医时即为晚期卵巢癌，且卵巢癌的复发率高，对女性同胞的生活质量产生严重威胁。

**2. 卵巢癌的危险因素有哪些？**

（1）生殖因素：初潮年龄较小会轻度增加卵巢癌的患病概率，绝经年龄过大则与卵巢癌风险有直接关系；此外独身及不孕是卵巢癌的高危因素，可能与内分泌激素的分泌失调有关。

（2）激素因素：口服避孕药对上皮性卵巢癌具有保护作用，绝经后雌激素的激素替代疗法可能会增加卵巢癌的患病风险。

（3）遗传因素：卵巢癌具有家族聚集性，特别是一级亲属患病的人群罹患卵巢癌的概率高于其他人群。

（4）其他高危因素：饱和脂肪酸、胆固醇的摄入过多会增加卵巢癌的患病可能性；有胆囊疾病、甲状腺疾病病史的患者，卵巢癌发病率也会升高；值得一提的是，运动对绝经后妇女卵巢癌的发生有保护性作用。

## 七、前列腺癌

**1. 前列腺癌的危险因素有哪些？**

（1）年龄与种族因素：年龄越大患前列腺癌的风险也越高，研究显示，约有七成患者确诊年龄大于 65 岁，超过八成前列腺癌患者死亡年龄大于 70 岁；非洲裔美国人前列腺癌发病率大于美国白种人，均大于亚裔发病率。

（2）家族史与遗传因素：家族史和遗传因素是前列腺癌的重要危险因素。特别是小于 55 岁的低龄发病前列腺癌，家族聚集性更强；医学研究已发现某些基因与前列腺癌发病相关。

（3）地域与环境因素：前列腺癌在北美洲、欧洲西北部、澳大利亚等地区和国家较为高发，亚洲、非洲、中美洲则不常见。

（4）激素与性生活：雄激素与前列腺癌的发病密切相关，男性一生中雄激素暴露程度越高，患前列腺癌的风险越高，睾丸不发育或阉割者则几乎不发生前列腺癌；过早的性生活史及性交伴侣过多，可能使前列腺过早接触各种感染源，从而增加前列腺癌的危险。

（5）饮食与肥胖：红肉、脂肪、乙醇的大量摄入可能与前列腺癌相关，维生素 D 和钙质的足够摄入在一定程度上可以预防前列腺癌；肥胖男性的前列腺癌发病率比体质指数正常的男性高75%。

（6）炎症：有性传播疾病或前列腺炎患者的前列腺癌风险显著增高。

**2. 如何预防前列腺癌？**

（1）多吃豆类和新鲜蔬菜，少吃辛辣和刺激性食物，多吃清淡、易消化食物，戒烟，保持大便的畅通。例如，白菜、菜花、西蓝花等蔬菜也有预防和治疗前列腺癌的效果。此外，番茄中含有强抗氧化作用的番茄红素，是前列腺癌的保护因素。

（2）避免对前列腺进行压迫，避免长时间久坐，要适当休息并及时变换体位，预防前列腺充血的发生。多饮水，多排尿，通过冲洗尿道可帮助前列腺排出过多的分泌物，预防前列腺感染。要保持心情舒畅，注意个人卫生。保持充足的睡眠，有节制的性生活和乐观向上的心态很重要，坚持热水洗浴，尽量不要穿牛仔裤或过紧的裤子。要适当进行体育锻炼，适当的体育锻炼可增强身体的免疫力和抵抗能力。经常锻炼腹部、大腿及臀部可使前列腺得到按摩，改善血液循环和淋巴循环，有利于增强内部抵抗力并减少前列腺癌的发病率。

（3）减少性伙伴：一个男人的性伴侣越多，患前列腺癌的概率就越大。大样本调查发现，在20～45 岁时曾拥有十个或更多性伴侣的男性患前列腺癌的概率则要比这个年龄段只有一个性伴侣的男性高 50%。

# 第十章　运动健康教育

## 第一节　运 动 分 级

### 一、什么是运动分级？

运动分级，又叫运动强度分级。是指单位时间内的运动量，不同条件下的运动强度对人体的结构、功能及专项能力具有不同的影响。从生理学的角度看，运动健身的效果与运动分级有十分密切的关系。在进行锻炼时，最关键、最有效的问题在于根据个体情况掌握好运动分级。

### 二、为什么要进行运动分级？

运动分级的目的是为了通过选择合适级别的运动类型，以有利身心健康发展为前提来进行运动健身，从而达到促进人体健康的目的。

### 三、评定运动分级的客观指标有哪些？

评定运动分级的客观指标主要有心率、吸氧量和能量代谢量，这些指标可以用来表示各种运动的强度。目前，用心率来评定运动强度在国内外均被广泛采用。心率是最简便易测的生理指标，是生理负荷强度的常用指标，是评定运动分级最简便易行的方法。

### 四、如何划分运动分级？

由于运动强度与能耗量成正相关，而能耗量又与吸氧量成正相关，在实验研究中目前多以单位时间内的吸氧量来划分运动强度，而吸氧量则通常用本人最大吸氧量的百分比来表示，运动强度可分为极量强度、亚极量强度（大强度）、中等强度、小强度四个等级。

**1. 极量强度**　又称最大强度，相当于本人最大吸氧量的95%～100%。

**2. 亚极量强度**　又称次最大强度，相当于本人最大吸氧量的70%～80%。

**3. 中等强度**　相当于本人最大吸氧量的55%～65%。

**4. 小强度**　相当于或低于本人最大吸氧量的50%。

### 五、如何适度把握健康运动强度？

**1. 根据自身感受来判定**　如果在运动锻炼后能较快消除疲劳，身体舒适，饮食睡眠都正常，这就表明运动量是适当的。反之运动后如感到非常疲劳，恢复很慢，甚至头痛恶心，心悸胸疼，出现血尿，这就是运动量过大了，要及时调整，避免伤害身体。

**2. 根据体重变化来判定**　参加运动后一体时间，由于消耗身体脂肪，体重会下降。但如果体重持续下降，低于正常体重值，就是运动量过大了（减肥运动除外），要及时调整相应的运动强度。

**3. 根据运动后的脉搏次数来判定**　大运动量时，脉搏次数为 160～190 次/分；中等运动量脉搏次数为 110～160 次/分；而小运动量脉搏 110 次/分以下。

## 第二节　运动方式的类型

### 一、运动方式可以分为哪几种？

**1. 有氧运动**　是指在运动过程中，人体吸入的氧气与需求相等，达到生理上的平衡状态。简单来说，就是指运动强度持续性低，可以顺畅呼吸的运动。

**2. 无氧运动**　是指肌肉在“缺氧”的状态下高速剧烈的运动。简单来说，无氧运动就是不能按照一定的节奏完成正常呼吸的运动项目，大部分是负荷强度高、瞬间性强的运动，所以很难持续长时间，而且疲劳消除的时间也慢。

### 二、运动方式中有氧运动和无氧运动之间有什么联系？

有氧运动和无氧运动是运动方式中两种完全不同的类型，它们适合于不同体质、不同健身需求的人。有氧运动就是指长时间进行运动（耐力运动），使得心（血液循环系统）、肺（呼吸系统）得到充分的有效刺激，提高心、肺功能。无氧运动是相对有氧运动而言的，在运动过程中，当我们从事的运动非常剧烈，或者是急速爆发的，糖进行无氧代谢，以迅速产生大量能量，这种状态下的运动就是无氧运动。

### 三、什么是运动伤害？

运动伤害是指由于一次或多次的内发性或外加性作用力，对活体组织所造成的破坏结果。例如，运动时踝关节外侧韧带扭伤、肢体被钝物挫伤或撞伤、短跑选手肌肉拉伤等，都是大家相当熟知的运动伤害。

### 四、如何预防运动伤害？

**1.** 要掌握正确的运动锻炼方法和技术，同时要科学地进行运动量、运动强度的分配。

**2.** 在运动锻炼前要进行适量的热身准备。

**3.** 运动锻炼的时候注意运动间隔休息，防止运动强度大导致运动损伤。

**4.** 运动锻炼要避免用力不平衡，避免用力不均引发身体损伤。

**5.** 身体有些部位的肌肉、韧带、软组织易发生运动损伤，应针对这些部位加强锻炼。

此外，加强运动保护、选择合适场地、携带急救药品等，都对预防运动损伤有帮助。

## 第三节　运动的健康教育

### 一、为什么要选择正确的运动方式？

**1.** 选择正确的运动方式可以促进血液循环和新陈代谢，调节和兴奋大脑的神经中枢，增强和提高免疫力。

**2.** 选择正确的运动还可以增加饮食，提高睡眠质量。只有选择对了正确的运动方式，才能避免踏入适得其反的误区当中。

### 二、什么时候进行正确的运动方式才是最佳时间？

选择运动方式最有效的方法是每天做一点有氧运动，而且要选对时间，选对适合自己的项目。最简单的有氧运动就是不让饭后的血糖浓度升高，也就是俗称的“饭后动一动”。

### 三、如何坚持正确的运动方式？

**1. 选择自己喜欢的运动项目**　仔细结合自身情况选择运动项目，从中选出自己感觉有趣的运动项目长期坚持运动。

**2. 选择力所能及的运动**　中老年人进行运动时，往往给自己定的要求太高，结果因为选择的项目有误而影响自己的情绪，最后导致半途而废。

**3. 不可急于求成**　大多数运动者自己运动后达到的效果并不如自己想象的或者期望的好，而事实上，运动对人体健康起到的影响往往无法取得立竿见影的效果。因此，要正确认识到运动健康对身体起到的作用是循序渐进这一观点的。

**4. 与朋友结伴一起运动**　可以通过朋友结伴一起运动获得鼓励、竞争和指点，使运动变得更加富有魅力。

### 四、适度的运动对人体健康有什么影响？

**1. 防治代谢综合征**　合理运动可以通过控制体重、增加肌肉、减少脂肪、改善胰岛素抵抗来防治代谢综合征。

**2. 预防心脑血管病**　经常参加适量运动的人心脏肌肉较强壮、心腔较大、血容量较多、冠状动脉的弹性较好、血管腔较大、侧支循环较丰富。

**3. 增加呼吸功能**　经常运动的人肺功能下降得慢，呼吸频率和幅度增加能锻炼相关呼吸肌，增加肺活量。

**4. 促进骨骼健康**　运动可以增加对骨骼的拉力、剪切力和挤压力等机械刺激，受力部位的骨量也会增加。

**5. 减轻精神压力**　运动可通过人体脑部交感神经产生营养性影响，促进机体代谢过程，提高机体的适应能力，使人更为积极乐观地投入健身运动中去，并能从中获益。

**6. 促进家庭和谐**　家庭成员每周在一起健身 1～2 次，每人健身 2～3 次，每次 30 分钟，能促进亲情、爱情、友情。

## 五、个人运动健康管理中的注意事项有哪些?

**1. 剧烈运动后不宜立即休息**　剧烈运动若立即停下来休息，肌肉的节律性收缩也会停止，原先流进肌肉的大量血液就不能通过肌肉收缩流回心脏，造成血压降低，出现脑部暂时性缺血，引发心慌气短、头晕眼花、面色苍白。

**2. 剧烈运动后不宜马上洗浴**　剧烈运动后人体为保持体温的恒定，皮肤表面血管扩张，汗孔开大，排汗增多，以方便散热，此时若洗浴会因突然刺激血管而造成血管立即收缩，血液循环阻力加大，心肺负担加大，同时机体抵抗力降低，容易生病。

**3. 剧烈运动后不宜暴饮**　剧烈运动后口渴时，不可暴饮开水或其他饮料，否则会加重胃肠负担，使胃液受到稀释，既降低胃液的杀菌作用，又妨碍对食物的消化，引起感冒、腹痛或其他疾病。

**4. 剧烈运动后不宜大量吃糖**　运动后过多吃甜食会使体内的维生素 $B_1$ 大量被消耗，人就会感到倦怠、食欲缺乏等，影响体力的恢复。因此，剧烈运动后最好多吃一些含维生素 $B_1$ 的食品如蔬菜、肝、蛋等食品。

**5. 剧烈运动后不宜马上饮酒**　剧烈运动后人的身体机能会处于高水平的状态，此时喝酒会使身体更快地吸收乙醇成分而进入血液，对肝、胃等器官的危害就会比平时更甚。

**6. 剧烈运动后不宜马上吸烟**　运动后吸烟因人体新陈代谢加快，体内各器官处于高水平工作状态，而使烟雾大量进入体内。

## 六、为什么要坚持适度运动?

**1.** 预防冠状动脉粥样硬化、呼吸及代谢系统疾病。

**2.** 降低癌症的发生概率。

**3.** 预防损伤，降低运动伤害发生概率，保持关节良好功能。

**4.** 帮助达到及保持适宜体重，有助于达到适宜身体健康成分的各项指标。

# 第十一章　心理健康教育

## 第一节　心理健康标准

### 一、心理健康的定义是什么？有哪些标准？

心理健康，是一个十分复杂的综合概念、它涉及医学现象、心理现象和社会现象等。不同学科的学者由于所处的位置和角度不同，对心理健康有着不同的观点和看法。

心理健康标准是心理健康概念的具体化，没有对心理健康内涵与实质的明确认识，就不可能回答真正的心理健康标准的理论问题。但是，由于心理健康本身的复杂性以及学者们对心理健康的内涵认识不同、遵循的依据和方法不同，使得心理健康的标准也一直存在争议。

有关心理健康的定义和标准见表 11-1。

**表 11-1　有关心理健康的定义与标准**

| 作者 | 定义 | 标准 |
|---|---|---|
| 第三届国际心理卫生大会（1946 年） | 所谓心理健康是指身体、智能及情感上与他人的心理健康不相矛盾的范围内，将个人心境发展成最佳状态 | 身体、智能、情绪十分协调；适应环境、人际关系中彼此谦让；有幸福感；在工作和职业中，能充分发挥自己的能力，过有效率的生活 |
| 马斯洛（A.H.Maslow） | 能自我实现、充分发挥个人天性的人就是心理健康者 | 对现实更有效的知觉；对自我、他人和自然的接受；行为的自然流露；责任感和献身精神；独处和独立的需要；自主的活动；不断更新的鉴赏力；高峰体验；对所有人的爱的情谊；人际关系融洽；民主的性格结构；手段和目的、善和恶之间的辨别力；富有哲理的、善意的幽默感；创造性；对文化适应的抵抗 |
| 奥尔伯特（G.W.Allport） | 以成熟的人为心理健康者 | 自我意识广延；良好的人际关系；情绪上的安全感；自觉客观；具有各种技巧，并关注于工作；现实的自我形象；内在统一的人生观 |
| 张春兴和杨国枢 | 心理健康应含有客观与主观两个因素：个人的心理健康，多由在团体中人际关系而表现，因此它含有社会意义 | 了解并接受自己；认识并面对现实；工作休闲并重；主动参与社会活动 |
| 胡江霞 | 用孔子的“从心所欲不逾矩”来定义心理健康。认为心理健康状况是指内部发展与外部适应的“幸福状态” | 个体需求的层次及自主性程度；个体对社会规范的悦纳及适应程度；个体内外各方面的协调程度 |

### 二、不同年龄层的心理社会特点有哪些？

**1. 青少年的心理社会特点有哪些？**

青少年时期，情绪波动性很大，容易兴奋且不稳定。在解决问题时容易被激惹，冲动性很强，很容易从一个极端走向另一个极端而产生过激行为。有时还可表现为情绪敏感、脆弱。在这一时期，自我意识开始增强，但具有情绪性、片面性和波动性的特点。这时期的个体开始对自我的认知能力增强，对自我内心世界进行多方位关注和评价，并借此评价和支配自己的言行。青少年随着自我意识萌发开始进入叛逆期，反抗父母的言行。小时候对父母无话不说，等到了青少年时期开始掩饰并伪装自己的情绪，这种情况使父母觉得孩子难以捉摸。

青少年时期，有些孩子由于从小父母过分保护和溺爱，胆小、害羞，对父母依赖性强，甚至因害怕与父母分开而产生分离性焦虑。这种过分依赖家庭的行为，造成其不能在心理、生活及学习上自立，对集体生活无法适应。还有些孩子因为在学校被老师责骂、批评，被同学欺负、嘲笑，无法达到家长过高要求等，造成青少年时期心理负担。

**2. 中年时期的心理社会特点有哪些？**

中年时期，无论是在社会生活，还是家庭中，可以说都处在一个承上启下的中坚地位。在事业上要承担工作的重担，在生活上要肩负赡养老人、抚育儿女的重任。所以，中年时期往往要长期持续承受高强度的精神紧张压力。另外，此时期也是遭受工作岗位、工作地点变更的高发期，退休、再工作等环境变化时期。这时候子女大多已经独立，对那些在培育子女时倾尽全力的父母来说，子女的独立与离开，会使他们感觉到丧失了生活的意义，难以忍受的寂寞感和悲哀感便油然而生。

中年时期，虽说在社会经济方面较为充实，但却要承受着来自上述诸多方面的压力，即进入“中年危机”，这代表在身体和精神上逐渐进入衰老的时期，是心身疾病的多发期。

**3. 老年时期的心理社会特点有哪些？**

老年时期，各种生理功能开始出现老化，加之机体储备能力的降低，进而开始出现病理变化。衰老给老年时期的心身健康带来各种各样的影响，进而发展为心身疾病。衰老感是老年时期常见的自我心理感觉，与本人的健康状况、心理素质及现实生活息息相关。老年人这种心理变化会导致情绪的变化，进而会导致机体对环境适应能力的下降，表现为对周围环境的变化很难做出心身方面的调整。最常见的因素为“离、退休综合征”，即离、退休后因职责、地位及经济状况等的巨大变化，常使老年人出现许多的心理问题，往往出现强烈且明显的情绪焦虑、抑郁和孤独感。另外，精神上的“返幼”现象（自我弱化、倒退）也很常见。由于衰老等原因，老年期很难适应自己心身方面的变化，具体表现为对衰老引起的紧张、压力等的承受能力较低。

## 第二节　心理问题与心理疾病的关系

### 一、什么是心理问题？它与心理疾病有什么区别？

心理问题与心理疾病这两个概念常被混为一谈，事实上两者有着本质的区别。首先，心理问题是一种问题，也就是一种主观意识；而心理疾病是一种疾病，也就是一种客观的存在。

其次，心理问题的产生是由于外部问题解决失败所产生的矛盾冲突被当事人意识到，它对当事人造成的影响主要集中于解决失败的问题，并没有出现泛化。而心理疾病发生时个体的消极内心体验和不良情绪泛化到了生活的方方面面，并且是持续不断的，如注意力不集中、记忆力减退、学习效率下降等，给正常的学习、工作和生活带来影响。所以一旦情绪问题发生泛化，则不属于心理问题，而属于心理疾病了。

再者，心理问题的解决可以通过自我开导或心理咨询与治疗等外在帮助而实现，很多情况下，自助往往比寻求帮助更加积极有效；而心理疾病患者往往不能控制自己的心理活动，必须借助心理治疗或临床治疗。

### 二、什么是心理疾病？

心理疾病的发生主要与心理社会因素（非生物因素）有关，属于功能性疾病（无器质性损害病变）。患者对自身的心理异常有一定的自知力，求治心切，尚能控制自己的行动，与社会环境脱离不严重。个体察觉到自己处于一种矛盾的心理状态却无力自拔，不能控制其自认为应该加以控制的心理活动，如焦虑、持续的紧张、剧烈的恐惧、纠结的烦恼、胡思乱想、强迫观念、疑病症状等，或有人格方面的改变。主要包括神经症、应激相关障碍、心身疾病等。心理疾病的发生往往是因为个体没有及时发现和有效解决自身的心理问题，导致心理问题积少成多，最终由量变到质变所产生。心理疾病发生时个体的消极内心体验和不良情绪泛化到了生活的方方面面，如注意力不集中、记忆力减退、学习效率下降等，给正常的学习、工作和生活带来影响。但生活自理能力、社会适应能力基本正常。

### 三、心理健康、心理问题和心理疾病之间有什么关系？

心理健康、心理问题和心理疾病三者之间可以互相转化，转化的关键因素在于广义问题解决（包括发现问题、评价问题、选择问题、解决问题（狭义）的全过程）（图 11-1）。

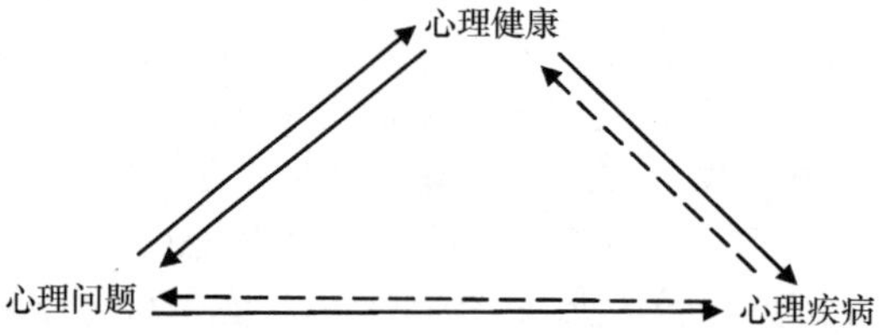


图 11-1　心理健康、心理问题和心理疾病的关系

如图 11-1 所示，心理健康、心理问题和心理疾病三者之间存在着非常密切的相互关系。心理健康的人如果能及时发现并能成功解决外部问题，则会产生成就感等积极的心理反应，不会在内心形成冲突，利于保持心理健康。然而任何人一生中不可能总是成功解决所有问题，当问题解决失败时往往会形成心理冲突，产生心理问题。心理问题如果得不到解决甚至会导致心理疾病。

## 第三节　心理问题的成因和解决

### 一、心理问题主要有哪几类？

根据心理问题的成因可将其分为外因为主型心理问题和内因为主型心理问题两大类。

**1. 外因为主型心理问题**　外部问题解决失败而导致的心理问题。指因个体无法成功解决生活中面临的各种外部问题时产生的心理问题。例如，生活中的学习、工作问题、人际关系问题、爱情婚姻问题等外部问题如果解决失败则容易产生心理问题。心理问题如果得不到及时发现和有效解决，日积月累就容易发展为心理疾病。

**2. 内因为主型心理问题**　自我认识与评价不当而导致的心理问题。有的人在客观生活世界中并没有真正遇到问题，却因为自我认识与评价不当而产生心理问题。换句话说，就是个体在主观世界中为自己设置了一个“假想敌”，而且是不可战胜的“假想敌”。尽管外部问题并没有真正形成，但是个体内心却已经存在问题了——因为自我认识不当与评价不当，个体认为自己无法成功解决“问题”，而该“问题”其实并不真正存在于客观世界中，仅仅存在于该个体的主观世界之中。

### 二、心理问题的影响因素有哪些？

**1. 个人因素**

（1）先天遗传因素：遗传基因决定了个体的生物学性状，如性别、外貌等特征。男性和女性体内激素的不同往往会影响心理健康状况，如女性在成年以后，由于体内激素的周期变化，容易诱发情绪障碍。据统计，男孩患儿童孤独症的概率是女孩的 3～6 倍。一个人外表的吸引力与个人适应有着明显的联系。在社会交往中，一个外表富有吸引力的人往往有较好的人际关系，也更自信。处于青春期的少年对自己的外表往往十分关注，一句“长得真丑”常能引起青少年剧烈的心理反应。

（2）后天发展因素：个体的年龄、性格特征、智力水平、认知风格等因素都是后天发展因素。

1）年龄：不同年龄段面临不同的问题，容易产生的心理问题也有所不同。儿童由于发育尚未成熟，容易出现情绪行为障碍，如恐惧、口吃等；青春期由于内分泌系统发育以及体内各种激素水平的剧烈变化，情绪易波动，对各种压力的承受能力差，易患神经症和精神分裂症；中年时期心身压力较大，经常处于紧张状态，遇到突发问题容易出现抑郁情绪或妄想观念；更年期由于内分泌系统功能开始减退，抑郁、敏感多疑、情感脆弱等较常见，易患更年期综合征；老年期由于全身功能进一步衰退，承受各种压力的能力下降，易患各种老年期疾病，出现敏感、情感脆弱甚至幻觉、妄想等精神病性症状。

2）性格：制约着一个人看待事物的态度及其行为方式。有的人具有凡事谨小慎微、苛求完美、墨守成规等性格特征；有的人具有情绪多变、易接受暗示、自我为中心、好自我表现等性格特征；有的人性格孤僻、内向、敏感多疑、爱幻想。一般来说，性格发展越完善，就越能对自己做出正确的评价，在压力面前对自我态度、自我行为的调节能力就越强，也就越能保持心理健康。

3）智力：是一种学习能力或从经验中获益的能力。所有的智力都是一种适应过程。智力对人生的影响很大，与学业成绩、受教育水平和工作能力有着直接的关系。但智力水平与心理健康水平并不是成正比关系。智力高并不意味着必然有较好的问题解决能力。高智商者常会感到自己和普通人有所不同，这种“差异感”让他们觉得孤独，并感到自己难以适应社会。相反，很多低智商者尽管在别人看来存在着无法解决的智力问题，但他们却在自己的世界中享受着每天的快乐生活。

4）认知风格：是个体在长期的认知活动中形成的、稳定的心理倾向，表现为对一定的信息加工方式的偏爱。认知风格是问题解决的重要决定因素。如果对事件的知觉是切合实际的，事件与压力感之间的关系是可被认识到的，问题解决方法在一开始就能被恰当运用并能降低紧张，人们解决压力状况的可能性就大大增加。

**2. 社会因素**

（1）家庭环境：家庭是人生的第一所学校，父母是孩子的第一任老师。家庭教养方式、父母与孩子的关系是影响孩子心理健康的重要因素。我们注意到，家庭的社会经济地位低，尤其是低家庭收入和低父母教育水平，往往和儿童较差的身体、认知、语言、社交及情感结果联系在一起。所谓“近朱者赤近墨者黑”，父母的行为无形之中影响着孩子的成长。

（2）学校教育：学校教育与家庭教育互相补充，对心理健康起着至关重要的作用。个体的性格、能力等因素都随着年龄的增长而逐渐发展、完善。教育者必须懂得青少年的心理发展，教师对学生人格发展的影响，与教师对学生智力发展和知识累积的影响同样重要。

（3）工作单位：一个单位就是一个小团体、一个小社会，由不同性别、不同年龄、不同特征、性格各异的人们所组成。工作单位的组织结构、人际关系、利益冲突、责任义务等都会对个体的心理健康产出重要影响。

（4）社会氛围：社会氛围对于个体心理健康有着非常重要的影响。和谐的社会氛围是心理健康的重要条件之一。斯金纳指出，如果没有社会环境，一个人会滞留于野蛮状态，就像狼孩一样。也就是说，社会环境对其构成元素——家庭及其成员会造成巨大的影响，周围居民及公共资源等状况会影响父母对孩子的养育行为，进而对孩子的心理成长造成影响。

（5）互联网：现代人的工作、学习、娱乐样样都离不开网络，有的人甚至一天不上网就觉得浑身不自在。“网络成瘾”的现象越来越常见，在临床上也称为病理性网络使用，指成瘾者无节制地花费大量的时间和精力进行网络聊天或游戏，这种网络的过度使用影响生活质量，降低学习和工作效率，损害身体健康，导致各种行为异常、心境障碍、人格障碍和神经系统功能紊乱的消极后果。

## 三、心理问题的主要解决途径有哪些？

**1. 自我防御机制**

（1）压抑：把意识所不能接受、超我所不允许的冲动、欲望，在不知不觉中抑制到潜意识之中。压抑是一种最基本的心理防御机制。虽然自己不能意识到其存在，但被压抑的冲动与欲望并未消失，仍存在于潜意识中。但要注意的是，一味地压抑，日积月累可能会发生质变引起心理疾病。

（2）投射：把自己不能接受的欲望、感觉或想法投射到别人身上，以免除自我责备的痛苦。

（3）否认：有意识或无意识地拒绝承认那些使人感到焦虑痛苦的事件，以减轻心理的压力。

（4）合理化：不承认自己行为的真正动机、需要和欲望，用有利于自己的理由来自我辩护，以免除内心的不安从而为自己解脱。

（5）转移：因某事物而引起的强烈情绪，如喜爱、憎恶等，因某种原因无法对其对象直接表达与发泄，而转移到其他对象身上。

（6）抵消：以从事某种象征性的活动来代替一个人的真实感情。

事实上，所有防御机制都在个体意识或未意识到的状况下暂时缓解焦虑、降低紧张，适当运用这些防御机制可以暂时维持心理平衡。但往往不能从根本上解决心理问题。

**2. 更利于解决问题的心理调节方法**

个体也可以利用这样一些方式来调节自己的情绪，以利于更好解决问题：

（1）学会宽容，忍一时风平浪静，退一步海阔天空，遇到问题时学会大度宽容，就会少一分烦恼。

（2）语言调节，通过积极的乐观的语言可以抑制负面情绪反应。如写下“失败乃成功之母”的条幅告诫自己，用语言来控制与调节。

（3）学会释放，想哭就哭，把压抑的情感表达释放出来，或者面对大海大声喊叫等方式发泄情绪、松弛神经。

（4）学会控制，用自我调控法控制情绪，主动用心理过程来影响生理过程，从而缓解心理问题带来的焦虑等不良情绪。

（5）问题中心，把内心的矛盾冲突转化为行动的力量，努力去解决当前面临的问题。

# 参考文献


阿合买提·阿不都拉，阿也提·艾买夏，尼加提·尼亚孜. 2015. 4165 名中学生心理健康现况调查分析. 疾病预防控制通报，2015（1）：7-10.

陈国良，郑庆虎，孙静. 2016. 老年人肥胖与慢性肾脏病的相关性. 中华高血压杂志，（1）：44-49.

陈灏珠. 2013. 实用内科学. 14 版. 北京：人民卫生出版社.

陈灏珠，林果为，王吉耀. 2013. 实用内科学. 北京：人民卫生出版社.

陈孝平，汪建平. 2013. 外科学. 8 版. 北京：人民卫生出版社.

陈元武，黄元汛. 1997. 浅谈运动强度的分类和表示方法. 湖北体育科技，（3）：42-44.

崔景贵. 2009. 心理健康教育教师专业化发展中的心理问题与角色定位. 思想理论教育，（13）：71-75.

葛坚. 2010. 眼科学. 2 版. 北京：人民卫生出版社.

葛均波，徐永健. 2013. 内科学. 8 版. 北京：人民卫生出版社.

葛可佑. 2005. 中国营养师培训教材. 北京：人民卫生出版社.

郭敏. 2012. 广义问题解决视野下的心理健康研究. 武汉：武汉大学.

郭倩. 2015. 音乐教育对中学生心理健康发展的影响探究. 呼和浩特：内蒙古师范大学.

郭永玉. 2002. 精神的追求：超个人心理学及其治疗理论研究. 武汉：华中师范大学出版社.

国家心血管病防治中心. 2016 年中国成人血脂异常防治指南. 北京：人民卫生出版社.

黄希庭，郑希付. 2003. 健康心理学. 上海：上海教育出版社.

黄晓玲，燕铁斌. 2013. 康复医学. 北京：人民卫生出版社.

黄选兆，汪吉宝，孔维佳. 2008. 实用耳鼻喉喉头颈外科学. 2 版. 北京：人民卫生出版社.

黄泳梅，樊丽. 原发性骨质疏松症的护理. 中华中医药学会骨伤分会第四届第二次学术大会论文汇编，783-785.

贾富池，李立，陈玉娟. 2010. 河北省老年人群超重、肥胖分布特征调查与影响因素分析. 中国老年学杂志，30（13）：1869-1873.

景怀斌. 1999. 心理健康能力培养——解决日益严重的心理问题的根本出路. 社会心理科学，（1）：62-64.

孔维佳. 2010. 耳鼻咽喉头颈外科学. 2 版. 北京：人民卫生出版社.

李百珍. 2003. 青少年心理健康教育与咨询. 北京：科学普及出版社.

李凯英. 2013. 大学生心理问题的特点与心理健康教育. 青春岁月，（8）：106-108.

李明福，2008. 特殊家庭学生心理问题及教育方法. 中等职业教育（理论），（2）：43-44.

李蔚. 2003. 心理健康的定义和特点. 教育研究，（10）：69-75.

李秀丽. 2003. 有氧运动健身的生物学分析. 北京体育大学学报，26（6）：776-777.

李迎春，徐建华. 2013. 急性痛风性关节炎的发病机制及研究进展. 安徽医学，34（1）：96-98.

刘家琦，李凤鸣. 2010. 实用眼科学. 3 版. 北京：人民卫生出版社.

陆再英，钟南山. 2008. 内科学. 北京：人民卫生出版社.

莫凡. 2016. 自我疏导：大学生心理健康发展的重要路径. 无锡职业技术学院学报，15（3）：94-96.

乔芳. 2016. 椎间盘突出患者护理方法探讨. 中国卫生标准管理，7（11）：256-257.

曲绵域. 1996. 实用运动医学. 北京：科学技术出版社.

任素琴，赵黎明，宋克群. 2005. 老年人超重和肥胖与慢性病的相关性调查及健康教育. 中华现代护理杂志，11（3）：172-174.

阮菁，李乃适. 2015. 肥胖是一种慢性病——从近年来各国指南解读肥胖的诊治. 中国临床医生杂志，（10）：1-4.

桑标，席居哲. 2005. 家庭生态系统对儿童心理健康发展影响机制的研究. 心理发展与教育，21（1）：80-86.

沙莎. 2009. 网络媒体大学生心理问题报道研究. 郑州：郑州大学.

邵继红. 2004. 20～59 岁人群高尿酸血症的危险因素，中国全科医学，7（22）：1646-1647.

邵继红，沈洪兵，莫宝庆，等. 2004. 社区人群高尿酸血症危险因素的病例对照研究. 中华流行病学杂志，25（8）：688-690.

申西. 2009. 基于阅读疗法的大学生心理问题治疗研究. 重庆：西南大学.

师延川，刘成明. 2012. 痛风性关节炎中西医治疗研究进展. 云南中医中药杂志，33（5）：57-59.

苏柯南. 2002. 创设有利于学生心理健康发展的环境. 中国心理卫生协会青少年心理卫生专业委员会. 中国心理卫生协会青少年心理卫生专业委员会第八届全国学术会议论文集[C].

孙逊. 1985. 如何预防运动伤害. 人民教育，（10）：40.

万发达，张翔. 2004. 过度运动、适度运动与免疫. 南京体育学院学报（自然科学版），3（2）：26-29.

王斌，刘琳. 2006. 心理健康的定义、标准及评价（综述）. 体质研究与健康促进论文集.
王乐. 2010. 浅谈现代生活方式与运动健康管理. 周口师范学院学报，27（2）：147-149.
王醴湘，吕筠，郭彧，等. 2015. 中国慢性病前瞻性研究：10 个项目地区成年人超重/肥胖现况分析. 中华流行病学杂志，36（11）：1190-1194.
王陇德，白书忠，陈君石. 2013. 健康管理师. 北京：人民卫生出版社.
王琦，朱燕波，吴玉娥，等. 2011. 肥胖、超重与正常体质量高血压患者的中医体质类型分布特点比较研究. 中华中医药杂志，26（8）：1676-1679.
王子元，姚怡明，杨凤池，等. 2015. 浅析特殊群体出现的心理问题和心理健康教育策略. 继续医学教育，（5）：120-122.
吴毅文. 1999. 颈椎病病因、分型、诊断与治疗. 中国运动医学杂志，18（2）：157-158.
谢胜男，王建敏，李能，等. 2014. 中国 10 省（自治区）农村学龄前儿童超重/肥胖现状调查. 中华流行病学杂志，35（4）：425-428.
谢晓亮，李觉，胡大一. 2014. 社区居民超重/肥胖与高动脉僵硬度的关系研究. 中国全科医学，17（5）：490-493.
邢佳怡，杨丽华，窦攀. 2014. 806 例超重及肥胖患者的膳食结构调查分析. 山东医药，（13）：42-44.
徐祥凤，杨文东. 2014. 中青年超重和肥胖与高血压及高同型半胱氨酸血症的相关性研究. 实用心脑肺血管病杂志，22（5）：20-21.
许义芳. 2009. 痛风性关节炎 108 例综合护理. 现代中西医结合杂志，18（20）：2469-2469.
杨碧秀，程灶火. 2006. 不同年级的中小学生心理问题研究. 中国健康心理学杂志，14（3）：270-272.
杨秉辉. 2015. 癌症真相：你可以离它更远一些. 上海：上海交通大学出版社.
杨瑞容. 2012. 大学生挫折应对方式对心理健康的影响研究. 黄石：湖南师范大学.
杨淑杰. 2007. 如何预防运动损伤. 中国医药指南，（8）：116-117.
杨燕，蒋琦，张凤. 2013. 系统化健康教育对肥胖相关性肾病患者生活质量的影响. 实用临床医药杂志，17（4）：37-39.
叶燕. 2016. 腰椎间盘突出症非手术疗法的护理体会. 当代医学.
易艳萍，彭雪梅. 2015. 肥胖患者腹腔镜手术中麻醉用药的研究进展. 广东医学，（1）：141-144.
于健. 2002. 加强心理健康教育防治心理问题及不良行为. 辽宁教育学院学报，19（7）：53-54.
岳瑞同. 2014. 学校社会工作介入高校学生心理健康问题初探. 西安：西北大学.
张文. 2015. 肿瘤. 北京：人民卫生出版社.
张新娟，刘霞，王海燕. 2013. 健康青年人群高尿酸血症预防方法. 中国卫生产业，（2）97.
张永辉，王以新，何善娴. 2016. 社区青年人群超重或肥胖流行现状及其影响因素. 中国慢性病预防与控制，24（1）：48-50.
赵平，王陇德. 2014. 预防肿瘤学. 北京：人民卫生出版社.
赵书盈，张钧. 2010. 运动与慢性病的健康管理. 中国疗养医学，19（4）：325-327.
中国医师协会心血管内科医师分会. 2015. 心血管疾病防治指南和共识 2015. 北京：人民卫生出版社.
中国营养学会. 2010. 中国居民膳食指南. 拉萨：西藏人民出版社.
中华人民共和国卫生部疾病控制司. 中国成人超重和肥胖症预防控制指南. 北京：人民卫生出版社.
中华医学会结核病学分会. 2010. 肺结核诊断和治疗指南. 中华结核和呼吸杂志，24（2）70-74.
周海跃，邓笑伟. 2016. 健康风险评估系统对超重和肥胖人群心血管系统功能状态的应用价值. 中国慢性病预防与控制，24（4）：286-289.
周晓萍，徐剑，袁红伶. 2012. 生活方式改变对减少肥胖相关性肾病蛋白尿的作用观察. 中国社区医师：医学专业，14（30）：105-106.